# THE CASE AGAINST PERFECTION

マイケル・J・サンデル 著
Michael J. Sandel

林 芳紀・伊吹友秀 訳
Yoshinori Hayashi & Tomohide Ibuki

## 完全な人間を目指さなくてもよい理由
遺伝子操作とエンハンスメントの倫理

Ethics in the Age of Genetic Engineering

ナカニシヤ出版

*THE CASE AGAINST PERFECTION: Ethics in the Age
of Genetic Engineering* by Michael J. Sandel
Copyright © 2007 by Michael J. Sandel
Japanese translation published by arrangement with
Harvard University Press through The English Agency (Japan) Ltd.

凡例

一、本書は、Michael J. Sandel, *The Case against Perfection: Ethics in the Age of Genetic Engineering* (Cambridge, MA: Belknap Press of Harvard University Press, 2007) の全訳である。

二、原書のイタリックによる強調は、傍点で記した。書名や雑誌名、映画タイトルのイタリックは『　』とし、新聞名のイタリックについては特に反映させていない（例：ニューヨーク・タイムズ紙）。

三、〔　〕は、訳者による補足個所を示す。

四、原注は（1）（2）……、訳注は＊1、＊2……のように示し、各々巻末にまとめた。

五、原書の引用・参照文献中、邦訳の存在する文献については（　）として注に併記した。なお、ヒトラーやハーバーマスの著作のように、原書の引用文献がドイツ語文献からの英訳書の場合にも、ドイツ語からの邦訳書を記載した。引用の訳出に際してはこれら邦訳書を参考にしたが、訳者の判断により適宜変更を加えた。

六、非治療目的での生物医科学技術の使用を意味する enhancement, enhance (-ing, -ed) という語の訳語は、本来ならば統一を図るべきとも思われるが、日本語としての自然さを勘案し、文脈に応じて適宜訳し分けた（遺伝子「増強」、記憶力「強化」、パフォーマンス「向上」、身長「アッ

プ」など)。ただし、より一般的な文脈でこの語が現われる際には、「エンハンスメント」というカタカナ語を用いた。

序　言

私が倫理とバイオテクノロジーというテーマに関心を抱くようになったきっかけは、ある予期せぬ招きであった。二〇〇一年の暮れに、私は、新たに組織された大統領生命倫理評議会の委員就任を打診された。私は生命倫理の専門家ではないものの、傑出した科学者、哲学者、神学者、医者、法学者、公共政策の専門家たちとの議論を通じて、幹細胞研究やクローニング、遺伝子操作についての自分の考えを深めるという展望には、心引かれるものがあった。評議会での議論がとても刺激的で、知的にも充実していることはすぐに判明した。そこで私は、教育や執筆活動を通じて、これらの問題のいくつかを追求していくことにした。私が委員を務めていた四年間、評議会の議長であったレオン・カスは、このハイレベルな議論の中で大きな役割を果たしていた。彼と私の間には哲学的にも政治的にも大きな立場の相違があるとはいえ、重要な問題に対するレオンの慧眼には称讃を惜しむものではないし、彼が評議会や私を、政府機関で取り扱われること

は稀な類の遠大な生命倫理的探究へと巻き込んでくれたことに感謝している。

これらの問題の中で私がもっとも興味を引かれたもののひとつが、遺伝子増強(エンハンスメント)の倫理にかんするものであった。私はこの主題について評議会での議論用に一本の短い論文を書いたが、それをさらに展開したエッセーが、カレン・マーフィーの勧めにより、二〇〇四年に『アトランティック・マンスリー』誌上に掲載された。カレンは、研ぎ澄まされた道徳的感受性と、編集者としての繊細な判断能力を合わせ持つ、鋭くも思いやりのある批判者である。物書きにとって理想の編集者と言えるだろう。本書のタイトルはカレンが提案してくれたものだし、彼の雑誌を初出とする本書と同じ題名のエッセーを育んでくれたのも、彼である。また、本書のもとになったエッセーの編集を手伝ってくれた、コービー・カマーにも感謝している。

ここ数年私は、ハーバード大学の学部生、大学院生、法科大学院生を相手に、倫理とバイオテクノロジーを題材としたセミナーを通じてこの本のテーマを探究するという、恩恵に浴してきた。二〇〇六年には、同僚であり友人でもあるダグラス・メルトンと組んで、「倫理とバイオテクノロジー、そして人間本性の未来」という学部生対象の新たな授業を開講した。ダグは傑出した生物学者であり幹細胞研究の第一人者であるが、些細に見えて実は事柄の核心を突いてくるような問題を提起するという、哲学者の才覚を持ち合わせている。彼と一緒にこれらの問題を探究する

序　言

のはこの上ない愉しみとなっている。

本書の中で提示されているさまざまな議論を世に問う機会を与えてくれた、以下の皆様にも感謝したい。プリンストン大学モフェット講義、ニューヨーク大学医科大学院ゲラー講義、韓国・ソウルでの茶山記念講義、生命環境倫理ドイツ情報センター（DRZE）主催のベルリンでの国際会議における公開講義、パリのコレージュ・ド・フランスでの公開講義、米国立衛生研究所・ジョンズ＝ホプキンス大学・ジョージタウン大学の共催による生命倫理コロキウム。これらの機会に参加者から寄せられたコメントや批判からは、多くのことを学ばせていただいた。また、ハーバード大学法科大学院夏季研究プログラム、そして、市場の道徳的限界という今後の研究計画の途上でこの知的な回り道（とはいえ、その計画と完全に無関係ではないが）を寛大にも許してくれた、カーネギー財団カーネギー研究者プログラムの支援にも、合わせて感謝申し上げる。

さらに、ハーバード大学出版の私の担当編集者であり、見上げるほどの忍耐強さと配慮をもってこの本を完成にまで導いてくれたマイケル・アロンソンと、原稿を丁寧に編集整理してくれたジュリー・ヘイゲンにも、記して謝意を表したい。最後に、その知的・精神的感受性によって本書と私を磨き上げてくれた妻キク・アダットには、特段の感謝を申し上げる。そして、ありのままでもパーフェクトな息子たち、アダムとアーロンに本書を捧げる。

完全な人間を目指さなくてもよい理由
――遺伝子操作とエンハンスメントの倫理――

\*　目　次

凡例 *i*

序言 *iii*

第一章　エンハンスメントの倫理 ……………… 3

　不安の明確化　8

　遺伝子操作　12
　　筋肉／記憶／身長／性選択

第二章　サイボーグ選手 ……………… 28

　スポーツの理想　29
　　―― 努力 対 天賦の才 ――

　パフォーマンスの向上　33
　　―― ハイテクとローテク ――

　ゲームの本質　40

第三章　設計される子ども、設計する親 ……………… 49

*viii*

# 目次

形取りと見守り 50

子どものパフォーマンスへの圧力 62

第四章　新旧の優生学 67

　旧来の優生学 68

　自由市場優生学 73

　リベラル優生学 80

第五章　支配と贈与 89

　謙虚、責任、連帯 90

　反論 97

　支配のプロジェクト 103

エピローグ　胚の倫理 106
　　――幹細胞論争――

幹細胞の諸問題　107

クローン胚と予備胚　110

胚の道徳的地位　118
論証の分析／含意の追求／尊重の担保

原注　136

訳注　157

訳者解題　164

訳者あとがき　178

事項索引　192

人名索引　194

# 完全な人間を目指さなくてもよい理由
―― 遺伝子操作とエンハンスメントの倫理 ――

# 第一章　エンハンスメントの倫理

　数年前の話であるが、子どもを持とう、それも、できれば耳の不自由な子どもを、と決意したカップルがいた。このカップルはともに聾であり、聾を誇りとする他の人々がそうであるように、聾は文化的アイデンティティであり治療すべき障害ではない、と考えていた。デュシェノーは次のように述べている。「聾であることは、ひとつの生活様式にすぎないわ。私たちは聾者であっても何の問題も感じていないし、聾文化の素晴らしい側面——帰属意識や繋がりの感覚——を子どもたちとも分かち合いたいと思っているの。私たちは心底から、聾者としての豊かな生活を送っていると感じているわ」[1]。

彼女たちは、聾の子どもを妊娠したいという望みをかなえるために、家族五世代にわたって聾である精子提供者を捜し出した。その結果、彼女たちの計画は成功した。二人の息子ゴーヴィンは、生まれながらに聾であったのだ。

この話がワシントン・ポスト紙上で報道されると数多くの非難が寄せられたことに、彼女たちは驚いた。憤りの大半の矛先は、彼女たちが故意に子どもに障害を負わせたという罪過に向けられていた。デュシェノーとマッカロー（彼女たちは二人ともレズビアンである）は、聾は障害ではないし、ただ自分たちに似た子どもが欲しかっただけだと反論した。デュシェノーは次のように述べている。「私たちがしたことは、多くの普通のカップルが子どもを持つときにすることと、さほど大差はないと思うけど」。

設計して子どもを聾にすることは不正だろうか。もしそうであるならば、何がそれを不正とするのだろうか――それは、聾であることなのか、それとも、設計か。議論のために、聾は障害ではなくひとつの確固たるアイデンティティであると仮定してみよう。それでもなお、親がこれから持とうとする子どもの種類を選び取るという考えには、何か不正なところがあるだろうか。あるいは、パートナーを選ぶ場合や、最近の話で言えば、最新の生殖補助医療を利用する場合など、親はいつでもそうしたことをおこなうものなのだろうか。

## 第一章　エンハンスメントの倫理

この聾の子どもをめぐる論争の少し前に、ある広告がハーバード・クリムゾン紙やその他のアイヴィー・リーグ[*1]の学生新聞紙上に掲載された。それは、ある不妊カップルが卵子提供者を募るものであったが、卵子提供者は誰でもよいというわけではなかった。卵子提供者には、身長五フィート一〇インチ〔約一七八センチメートル〕以上、運動が得意で、大きな家族病歴がなく、SAT[*2]の総得点が千四百点以上という条件が要求されていた。広告では、この条件を満たす提供者からの卵子に対して五万ドルの支払いが提示されていた。[(3)]

極上の卵子に高額を提示したこの親は、たんに自分たちに似た子どもが欲しかっただけなのかもしれない。あるいは、社会的地位の向上を望んで、自分たちよりも将来背が高くなったり賢くなったりする子どもを得ようとしていたのかもしれない。いずれにせよ、この尋常ならざる申し出が、聾の子どもを望んだ親が受けたような大衆の反感を買うことはなかった。高身長、高知能、優れた運動能力は子どもにとって避けるべき障害である、などと反論する者は誰一人としていなかったのである。とはいえ、この広告には、やはり何か道徳的な不安を漂わせるところがある。たとえ何ら害はないにせよ、親が子どもにある特定の遺伝的形質を設えてやることには、何か問題があるのではなかろうか。

聾の子どもやSATの高得点が見込まれる子どもを産もうとする試みを擁護する人々もいる。

それは、これらの試みと自然な子作りは、あるひとつの点で決定的に類似しているという理由からである。すなわち、望み通りの子どもを得る確率を上げるために親が何をしようとも、望み通りの結果が得られるという保証はない。どちらの試みにせよ、遺伝上のめぐり合わせという気まぐれに左右されてしまうことには変わりがないのである。この種の擁護論は、ひとつの興味深い問題を提起している。すなわち、なぜある種の予測不可能性の要素が、道徳的な違いを生み出すように思えるのだろうか。仮にバイオテクノロジーが不確実性を取り除き、子どもの遺伝的形質の設計を可能にしてくれたとしたら、どうなるだろうか。

この問題を考えるにあたり、子どもの話は少し脇に置いて、ペットについて考えてみよう。故意に聾者にされた子どもをめぐる騒動の約一年前、テキサス州在住のジュリー（彼女は名字の公開を拒否している）という女性は、愛猫ニッキーの死を嘆き悲しんでいた。ジュリーはこう述べている。「彼はとても美しく、また猫離れした頭の良さだったわ」。彼女はかつて、猫のクローニング・サービスを販売しているカリフォルニア州の会社、ジェネティック・セイヴィングス＆クローン社についての記事を読んだことがあった。この会社は二〇〇一年に最初のクローン猫（名前はカーボンコピーからとってCCという）の作製に成功していた。ジュリーは、ニッキーの遺伝子サンプルと請求代金五万ドルを同社に送

## 第一章　エンハンスメントの倫理

付した。数か月後、遺伝子上はまったく同じ猫、リトル・ニッキーを手にした彼女は大いに喜び、「まったく同じよ。違うところはひとつも見当たらないわ」と讃美した。

同社のウェブサイトには後に猫のクローニングの値下げが発表されており、現在ではわずか三万二千ドルであるという。それでも価格が高いと思う人には、返金保証制度もある。「遺伝子サンプルをご提供いただいたあなたのかつての愛猫と、お届けした子猫が十分似ていないとお考えの場合には、理由のいかんを問わず全額返金いたします」。他方、同社の科学者らは、新商品クローン犬の開発に勤しんでいる。ただし、犬のクローンを作製するのは猫以上に困難であることから、同社はその価格を十万ドル以上に設定する予定である。

多くの人は、このような猫や犬の商業的クローン作製に何かしらの違和感を覚えるだろう。ある人は、多くの野良猫や野良犬がよい住みかを必要としている中で、自分仕様のペットを作るために大枚をはたくのは恥ずべきことだと非難している。またある人は、注文通りのクローンを作製する試みの途上で、多くの動物の命が妊娠中に失われてしまうことを危惧している。だが、仮にこれらの問題が克服可能であるとしよう。それでもなお、猫や犬のクローニングはわれわれを戸惑わせるだろうか。人間のクローニングの場合にはどうなるだろうか。

7

## 不安の明確化

遺伝学の画期的な発展は、希望と窮状の両方をわれわれにもたらしている。その希望とは、われわれを苛む多くの疾病の治療や予防が間もなく可能になるかもしれないことである。他方、その窮状とは、筋肉や記憶や気分の改善、子どもの性別や身長その他の遺伝的形質の選択、身体能力や認知能力の改良、「健康以上」(6)の状態になることなど、遺伝学上の新たな知識がわれわれ人間の本性の操作を可能にするかもしれないことである。多くの人々は、少なくともある種の遺伝子操作に対しては、心穏やかならざるものを感じている。だが、そうした不安が何に由来しているのかを明確にするのは、容易ではない。道徳や政治の言説の中で頻繁に登場する言葉を用いて、人間本性を設計しなおすことの何が不正なのかを語ることは、実に困難を極めるのである。

再度クローンの問題について考えてみよう。一九九七年のクローン羊ドリーの誕生は、もうすぐクローン人間も誕生するのではないかという不安を巷にもたらした。そのような不安には医学的に見ればもっともな理由がある。多くの科学者は、クローニングの安全性は低く、深刻な奇形や先天的な障害を持った子どもが誕生する確率が高いという点については、意見が一致している

第一章　エンハンスメントの倫理

のである（ドリーの寿命も短かった）。だが、仮にクローニング技術が発達して、自然妊娠と変わらない程度にまでリスクが引き下げられたとしよう。それでも人間のクローニングには問題があるだろうか。親の遺伝子上の双子や、不幸にも夭折した子どもの遺伝子上の双子、偉大な科学者の遺伝子上の双子や、スポーツのスター選手、有名人の遺伝子上の双子を作ることの、いったい何が問題なのだろうか。

クローニングが不正であるのは、それが子どもの自律の権利を侵害するからだと主張する人がいる。親が子どもの遺伝子組成を事前に選択すると、生まれてくる子どもに対して、すでに亡くなってしまった人を投影した人生を託すことになるので、子ども自身の開かれた未来に対する権利が侵害されてしまうというのである。この自律を根拠とした反論は何もクローニングだけではなく、親が子どもの遺伝的性質を選択することを可能にするあらゆる生物工学的手段に対しても、適用することができる。この反論に従えば、遺伝子操作の問題点は、「デザイナー・チルドレン」*3が完全には自由でないというところにある。すなわち、たとえ子どもにとって望ましい遺伝子増 強（エンハンスメント）（例えば、音楽の才能や運動能力の強 化（エンハンスメント））であっても、それはある特定の人生を歩むように子どもを差し向けることになる。こうして、子どもの自律は損なわれ、自らの人生計画を自分で選ぶ権利が侵害される。

一見したところ、この自律に基づく反論は、人間のクローニングやその他の形態の遺伝子操作の何が問題であるのかを捉えているようにも思われる。だが、この批判は、以下の二つの理由から説得力を欠いている。第一に、この反論には、親が遺伝子への設計をおこなわないかぎり、子どもは自らの身体的特徴を自由に自分で選ぶことができるという誤った考えが前提されている。しかし、われわれは誰一人として自分自身の遺伝的形質を選べるわけではない。子どもがクローンによって生まれたり、遺伝子増強されたりしなければ、特定の才能によって偏らされたり縛られたりすることのない未来が子どもに開かれるというわけではない。子どもの未来は相変わらず遺伝上のめぐり合わせによって左右されているのである。

第二に、この自律への配慮によって、オーダーメイドの子どもに対するわれわれの不安の一端は説明されるにせよ、自分自身に対して遺伝子増強をおこなおうとする人についてわれわれが感じる当惑までもが、説明されるわけではない。遺伝子への介入は、そのすべてが世代を超えて受け継がれていくというわけではない。筋肉細胞や脳細胞などの非生殖細胞（体細胞）への遺伝子治療は、欠陥のある遺伝子の修復や置換によっておこなわれる。道徳的な困惑が生じるのは、疾病の治療のためではなく、健康を超えた状態にまで到達したり、身体能力や認知能力を強化ェンハンスしたり、通常以上の存在にまで自分を高めたりするのに、人々がこのような医学的手法を利用する

10

第一章　エンハンスメントの倫理

場合である。

ここでの道徳的困惑は、自律が損なわれるという話とは何の関係もない。精子や卵子や胚を標的とした生殖細胞系列への遺伝子への介入のみが、後の世代に影響を及ぼす。スポーツ選手が自分の筋肉を遺伝子増強（エンハンス）したからといって、付け加えられた速さや強さが子孫にまで伝えられるわけではない。となれば、その選手は、才能を自分の子どもにまで押し付け、スポーツ選手への道を自分の子どもにまで強要してしまうではないか、などと非難されるいわれはない。にもかかわらず、将来的には遺伝子改変されたスポーツ選手が出現すると考えてみると、やはり何かしら落ち着かない感じがする。

遺伝子増強は、美容整形外科と同様に、医療上の手段を医療外の目的——疾病の治療や予防、損傷の修復、健康の回復などの目的とは無関係な目的——のために用いることになる。だが、遺伝子増強は美容整形外科とは異なり、審美的な事柄だけにとどまるものではない。それはうわべで見た目以上の問題である。子孫には受け継がれない体細胞への介入による増強ですら、難しい道徳的問題を提起する。顎のたるみの除去や額のしわ取りのための形成外科手術やボトックス注射[*4]にすら何かしらの抵抗を感じるのであれば、より強靱な肉体、より鋭敏な記憶力、より高い知能、より多幸感に満ちた気分を得るための遺伝子増強は、よりいっそう悩ましく思えてくるだ

ろう。問われるべきは、こうしたわれわれの悩ましい思いは本当に正当な反応なのか、仮に正当であるとすれば、その根拠は何か、ということである。

今日のように、科学がわれわれの道徳的理解の速度よりも速く進む時代には、人々は自分が感じる不安を言い表わすのにも苦労する。リベラルな社会の場合、人々が最初に手を伸ばすのは、自律や公平や個人の権利などの言葉である。だが、こうした類の道徳の言語では、クローニングやデザイナー・チルドレンや遺伝子操作が提起するきわめて困難な問題に取り組むには、不十分である。そうしたわけで、ゲノム革命は一種の道徳的眩暈(めまい)を引き起こしているのである。われわれがエンハンスメントの倫理に取り組むには、現代世界ではほとんど見失われてしまった問題、すなわち、自然の道徳的地位や、所与の世界に向き合うさいの人間の適切な姿勢にかんする問題へと、立ち返る必要がある。こうした問題は神学との境界線上に位置しているので、現代の哲学者や政治理論家はしり込みしがちである。しかし、バイオテクノロジーがわれわれにもたらす新たな力のことを考えれば、もはやそうした問題を避けて通ることはできない。

## 遺伝子操作

第一章　エンハンスメントの倫理

どうして上記のようなことが言えるのかを理解するために、すでに出現しつつある四つの生命工学の具体例について考えてみよう。筋肉増強エンハンスメント、記憶力強化エンハンスメント、身長アップエンハンスメント、子どもの性選択は、いずれも元来は疾病の治療や遺伝性疾患の予防の試みとして開発された技術であるが、今では消費者の選択に委ねられた人間改良のための道具として、人々を引き付けている事例である。

† **筋　肉**

　筋ジストロフィーの症状緩和や加齢に伴う筋力の低下を防ぐための遺伝子治療は、きっと誰もが歓迎するだろう。だが、遺伝子改変されたスポーツ選手を作り出すのに同じ手法が利用されるとすれば、どうだろうか。すでに研究段階では、マウスの筋肉細胞に注射することで、マウスの筋肉の増加と加齢に伴う筋力低下の予防を可能にするような、人工合成遺伝子が開発されている。マウスでの成功は、人間への適用にも明るい見通しを与えてくれる。この研究の第一人者であるH・リー・スウィニー博士は、自らの発見を通じて、高齢者を苛む移動能力の低下が治療可能になることを望んでいる。だが、スウィニー博士の筋肉ムキムキマウスは、競争の中で少しでも優位に立つことを願うスポーツ選手たちの注目をすでに集めている。博士の発見した遺伝子は、筋肉の損傷を修復するだけではなく、健康な人の筋肉の強化にも利用することができるのである。

この手法は人間の治療用としてすらいまだ認可されていないにもかかわらず、遺伝子増強された重量挙げの選手や野球のホームランバッター、アメフトのラインバッカー、短距離走選手が登場する見通しも想像に難くはない。プロスポーツでのステロイドやその他のパフォーマンス向上＊6薬物の蔓延を念頭に置けば、多くのスポーツ選手が遺伝子増強の利用を望んでいるものと考えてよいだろう。すでに国際オリンピック委員会（IOC）は、遺伝子改変が薬物の場合とは異なり、尿や血液の検査では探知できないという事実を憂慮し始めている(8)。

この遺伝子改変されたスポーツ選手が登場するという見通しは、エンハンスメントを取り巻く倫理的困惑の好例を与えてくれる。IOCや各種プロスポーツリーグは、遺伝子増強されたスポーツ選手を禁止するべきだろうか。また、禁止すべきだとすれば、どのような根拠に基づいてそうすべきなのだろうか。スポーツにおける薬物の使用を禁止する二つのもっとも明白な理由は、安全性と公平性である。すなわち、ステロイドには有害な副作用があること、および、重大な健康上のリスクを犠牲にしてまでパフォーマンスを向上させることを一部の人に許してしまうと、その競争相手は不公平な仕方で不利な立場に置かれてしまうこと、である。だが、議論のために、結局のところ筋肉増強に役立つ遺伝子治療は安全、または、少なくとも、厳しいウェイトトレーニングの練習計画以下のリスクしかないことが判明したと仮定しよう。それでもなお、スポーツ

# 第一章　エンハンスメントの倫理

の中でその利用が禁止される理由はあるだろうか。遺伝子改変されたスポーツ選手がＳＵＶ車を持ち上げたり、六五〇フィート級〔二〇〇メートル近く〕のホームランをかっ飛ばしたり、一マイル〔陸上競技用トラック四周〕を三分で走ったりする光景を思い浮かべてみると、何か落ち着かない感じがする。だが、こうしたシナリオの中では何が本当に問題とされるのだろうか。それはただ、そうした超人が活躍する見世物風の光景はあまりにも突飛なので、われわれには想像し難いように思われるだけなのか、それとも、われわれの感じる不安は何か倫理的に重要な問題を捉えているのだろうか。

治療と改良の区別は道徳的な差異を生み出すように思われるものの、いったいどのような差異が存在するのかは必ずしも明白ではない。考えてもらいたい。もし、怪我をしたスポーツ選手が筋断裂の修復のために遺伝子治療の力を借りることには何の問題もないのであれば、さらにその選手が同じ手法を用いて筋肉に改良を施し、怪我の前より優れた能力で戦列に復帰することは、なぜ不正なのだろうか。これに対しては、遺伝子増強されたスポーツ選手は、遺伝子増強されていない競争相手に対して不公平な仕方で優位を得ているから不正なのだ、と主張されるかもしれない。だが、公平さを根拠とする増強批判には、致命的な欠陥がある。一部のスポーツ選手が他の選手よりも才能に恵まれている、それも遺伝的にそうであるということは、まったく珍しいこ

15

とではない。にもかかわらず、われわれは、生来の遺伝的才能の不平等が競技スポーツの公平性を台無しにするとは考えていない。公平性の観点から見れば、増強を通じて得られる遺伝子上の差異は、生来の遺伝子上の差異に比べていっそうひどい、などということはない。しかも、筋肉の遺伝子増強は安全と仮定すれば、すべての選手が遺伝子増強を利用してもかまわない、ということにもなりかねない。スポーツの中での遺伝子増強が道徳的に問題であるとすれば、それは公平性以外の理由によらなければならない。

† 記　憶

　遺伝子増強(エンハンスメント)は腕力だけでなく知力においても可能である。一九九〇年代半ばに、科学者たちはショウジョウバエの記憶関連遺伝子を操作して、鮮明な記憶を持つハエを作り出すことに成功した。近年には、マウスの記憶関連遺伝子を複製して胚の中に挿入することで、天才マウスを作り出した研究者もいる。この改変されたマウスは通常のマウスよりも学習が早く、より長期間記憶を保持することができる。例えば、天才マウスは、以前に見たことがあるものを識別したり、電気ショックの前に鳴らされる音を記憶したりする能力の面で、普通のマウスよりも秀でている。マウスの胚において科学者が操作したこの遺伝子は人間にも存在しており、加齢につれて活性が

第一章　エンハンスメントの倫理

低下することが分かっている。他方、マウスに挿入された複製遺伝子は、高齢になっても活性を失わないように設計されており、またその改良は子孫にまで受け継がれている。(9)

人間の記憶がたんなる観念連合の想起よりも複雑であることは当然である。だが、メモリー・ファーマシューティカルズ「記憶製薬」といった屋号を持つバイオ産業会社は、人間用の記憶力強化薬物や「認知能力強化薬物」(cognitive enhancer) を熱心に追求している。そうした薬物が、アルツハイマー病や認知症のような深刻な記憶障害に苦しむ人々を市場としていることは明白である。だが、製薬企業はもっと大きな市場にも目をつけている。五十歳を超えた七千六百万人のベビーブーム世代の人々が、加齢に伴う自然な記憶力の低下に直面し始めているのである。加齢に伴う記憶力の低下を覆す薬ができたとすれば、それは製薬企業にとって、「脳のバイアグラ」とでも言うべき大金脈となるだろう。(10)

薬物のこうした使用法は、記憶能力の修復と強化という区別に則して見れば、その両方に跨るものになるだろう。それは、アルツハイマー病の治療とは異なり、何の疾病を治すわけでもない。とはいえ、そうした使用法は、個人がかつて保持していた能力を回復させてくれるという点から見れば、修復的な側面を有することになるだろう。他方、それを純粋に医療外の目的で利用することも可能であろう。例えば、期日の迫った公判に備えて記憶の詰め込み作業に追われて

17

いる弁護士や、上海出発の前日に北京語を習得しておきたいと考える会社の取締役などが、そうした薬物を利用する可能性がある。

この記憶力強化の試みに対しては、われわれには忘れたほうがよい事柄もあるではないか、という反論が提起されるかもしれない。だが、そうした忘却への欲求は、製薬会社の目には、記憶力ビジネスに対する反論というよりも新たな市場のありかとして映る。トラウマ記憶や苦痛に満ちた記憶の印象を鈍らせたいと思う人々にとって、恐ろしい出来事があまりにも鮮明に記憶の中に刻み込まれずに済む薬が使えるようになるのも、時間の問題である。性的暴行の犠牲者や、戦時下の殺戮を目の当たりにした兵士、テロ攻撃の後処理への直面を強いられた救急隊員も、生涯にわたって当人を苛みかねないトラウマ記憶を鈍らせるのに、記憶鈍麻薬を利用できるようになるだろう。このような薬物の使用法が広く受け入れられていくようになれば、やがては、救急処置室や野戦病院で記憶鈍麻薬が毎日のように投与される日が来るかもしれない(11)。

認知能力強化(エンハンスメント)の倫理性を危惧する人からは、人類の間に二つの階層——強化技術にアクセスできる人々と、加齢とともに衰えた記憶力のままで生きていかざるをえない人々——が生み出されてしまうという危険性を指摘する声もある。そして、仮にそうした能力強化が世代を超えて受け継がれていくとすれば、結果としてこれら二つの階層は、能力向上された人々とただの自然

18

## 第一章　エンハンスメントの倫理

な能力だけを持つ人々という、人類の亜種の関係を作り出してしまうかもしれない。だが、アクセスにかんする危惧は、能力強化それ自体の道徳的地位をめぐる問題から目を背けることになる。上記のシナリオが悩ましいのは、能力が強化されていない貧しい人々が生物工学の恩恵にあずかれないからなのか、それとも、能力が強化された裕福な人々が何かしらの人間性を失っているかからなのか。筋力にかんして言われた事柄は、記憶力にかんしてもそのまま当てはまる。すなわち、根本的な問題となるのは、能力強化への平等なアクセス権をどのようにして保証すべきかどうかではなく、そもそもわれわれは能力強化を追い求めるべきかどうかである。われわれはバイオテクノロジーの叡智を疾病の治療や怪我人の健康回復に注ぎ込むべきなのか、それとも、自らの心身を設計し直すことで、自らの運命の改善をも追い求めるべきなのだろうか。

† 身　長

　小児科医はすでにエンハンスメントの倫理と格闘している。それは、子どもの身長を高くしたいと願う親に遭遇するときのことである。一九八〇年代から、平均よりもかなり低い身長にしかならないホルモン欠乏症の子どもに対して、ヒト成長ホルモンの適用が認可されてきた[12]。だが、この治療法は、健常な子どもの身長を高くすることもできる。自分の身長に不満のある、健康な

子ども（典型的には男の子）を持つ親の中には、子どもの身長が低い原因がホルモン欠乏症にあろうが、たまたま両親の身長が低いことにあろうが関係はないという理由から、ホルモン療法を求めてくる人々もいる。原因が何であれ、身長の低さがもたらす社会的な帰結は同じだというのである。

このような議論を前にして、一部の医師は、何ら医学的には問題がないにもかかわらず身長の低い子どもに対しても、ホルモン療法を処方し始めている。一九九六年までには、そうした「適応外」使用がヒト成長ホルモンの処方の四〇パーセントにまで達するようになった。米国食品医薬品局（FDA）が認可していない目的で薬を処方することは違法でないとはいえ、製薬企業がそうした用法を促進することはできない。最近になって、市場の拡大を目論むイーライリリー社はFDAを説き伏せ、成人時の身長予測が下位一パーセント以内——男子で五フィート三インチ〔約一六一センチメートル〕以下、女子で四フィート一一インチ〔約一五〇センチメートル〕以下——の健康な子どもへのヒト成長ホルモンの適応を認めさせた。このわずかな譲歩は、エンハンスメントの倫理に対して大きな問題を投げかけている。すなわち、もしホルモン療法を必ずしもホルモン欠乏症の子どもに限定する必要がないのであれば、なぜ非常に身長の低い子どもだけがホルモン療法を利用可能としなければならないのか。なぜ平均よりも身長の低いすべての子ど

## 第一章　エンハンスメントの倫理

もがこの治療法を求めてはならないのか。さらに、平均的な身長の子どもが、バスケットボールチームに入れるように背が高くなりたいと望む場合にはどうなるだろうか。

ヒト成長ホルモンの待機的〔緊急性の低い〕使用に批判的な人々は、これを「美容内科」(cosmetic endocrinology) と呼んでいる。この費用が健康保険によって賄われる可能性は低く、しかもこの治療法は高価である。注射は週に六回、二年間から五年間かけて実施され、その年間費用は約二万ドルにまで上るが、これだけやって身長の伸びる見込みは二、三インチ〔約五―八センチメートル〕程度にすぎない。一部の人々は、身長アップは集合的に見れば自己破壊的であるとして、それに異論を唱えている。つまり、一部の人々の身長がいっそう高くなれば、他の人々の身長は普通よりも相対的に低くなってしまうのである。レイク・ウォビゴン村の住人*7でもないかぎり、すべての子どもの身長が平均以上になるということはありえない。身長アップされていない人々が自分の背の低さを気にするようになれば、彼らもまたホルモン療法を求めるかもしれず、結局は成長ホルモンの軍拡競争へと至ってしまう可能性もある。だが、それはすべての人々にとって共倒れの状態となろうし、とりわけ低身長からの脱出法を購入する余裕のない人々にとっては、いっそうの不幸となろう。

だが、この軍拡競争論は、それ自体としては決定的な反論にはならない。筋肉や記憶の生物工

学的な操作に対する公平性に訴えた反論と同様に、この反論の中では、人々を身長アップの衝動へと駆り立てる態度や性向が不問に付されたままである。仮にわれわれが悩まされているのが、貧困問題をはじめとする一連の不正義のリストの中に低身長が付け加わることにすぎないのであれば、公的資金を用いた身長アップが提供されることでそうした不公平は是正されてしまうだろう。集合的行為の問題については、身長の高さを購う人々に対して課税することで、軍拡競争の蚊帳の外でいつの間にか低身長へと追いやられる人々に経済的な補償を与えることもできるだろう。本当の問題は、完全に健康な子どもの身長をわずか数インチ高くするために一財産潰さざるをえないと親が感じるような社会に、われわれが本当に住みたいと思うかどうかである。

† **性 選 択**

おそらく、生物工学の医療外の利用法の中でももっとも魅力的なのは、性選択であろう。昔から、親は自分の子どもの性別の選択を試みてきた。アリストテレスは、男の子が欲しい男性に対して性交渉の前に左側の睾丸を縛るよう、助言している。ユダヤ教の経典タルムードの中では、男性は自らの快楽を抑制し、先に妻をオーガズムへと到達させれば男の子に恵まれる、と説かれている。その他、これまで推奨されてきた手段としては、受精を排卵日や月の満ち欠けと合わせ

22

第一章　エンハンスメントの倫理

るタイミング法などがある。今日では、バイオテクノロジーが、民間療法の失敗に取って代わる首尾よい成果を上げている(16)。

新たな性選択の方法が生み出された背景には、羊水穿刺や超音波による出生前診断の登場がある。そもそも、これらの医療技術は、二分脊椎やダウン症などの遺伝的奇形を発見すべく開発されたものである。だが、これらの技術を用いれば胎児の性別も明らかになることから、望まない性別の胎児を中絶するという選択肢が生まれたのである。中絶の権利に賛成する人々の間ですら、母親（または父親）がたんに女の子を望んでいないというだけの理由で中絶することを擁護する者は、ほとんどいない。だが、男の子を欲しがる文化的傾向の強い社会では、超音波で性別を確かめた後に胎児が女の子なら中絶するというのも、もはやありふれた慣行になっている。インドでは、男子千人あたりの女子の人数が、ここ二十年で九百六十二人から九百二十七人へと落ち込んでいる。インドでは性選択目的の出生前診断の利用が禁止されているものの、その法律が実際に執行されることはほとんどない。携帯用超音波機器を携えた巡回放射線技師が村から村へと渡り歩き、商売に精を出している。ムンバイのとあるクリニックの報告によれば、そこで実施された八千件の中絶のうち、一件を除くすべてが性選択目的であったという(17)。

もっとも、性選択には中絶が付き物とはかぎらない。体外受精（IVF）を受けるカップルの

23

場合、受精卵を子宮内へと移植する前に、子どもの性別を選択することも可能である。着床前遺伝子診断（PGD）として知られるこの方法は、具体的には以下のようにおこなわれる。複数の卵子をペトリ皿の上で受精させ、八細胞期まで（三日程度）成長させる。この時点で初期胚を検査し、性別を確定する。最後に、望ましい性別の胚を子宮に戻し、残りの胚は通常は廃棄される。子どもの性別を選択するためだけに、体外受精の苦労や費用負担を耐え忍ぶカップルはさほど多くないだろうが、胚の選別は、性選択の方法としては高度に信頼性の高い手法である。さらに、人間の遺伝子にかんする知見がますます増大すると、他にも肥満や身長、肌の色など、親の望まない遺伝的形質を持った胚をより分けることが可能になるかもしれない。一九九七年に公開されたSF映画『ガタカ』の中では、親が胚を選別することで、子どもの性別、身長、病気に対する免疫、さらにはIQさえも決定することが当たり前となった未来像が描かれている。『ガタカ』のような未来像には何か問題があるように思われるものの、自分の子どもの性別を選択するために胚の選別をおこなうことの何が不正なのかを正確に定めることは、決して容易なことではない。

ひとつの反論の方向性としては、中絶論争の中でおなじみの議論に訴えるというものがある。もし胚は人格であると信じる人々は、中絶を否定するのと同様の理由から胚の選別を否定する。

ペトリ皿の中で育った八細胞期の胚に対して完全に成長した人間と同等の道徳的地位が認められるとすると、胚を廃棄することは胎児を中絶することと同じくらい悪いことであり、どちらも嬰児殺しと同等ということになる。しかし、この「プロライフ」〔生命尊重〕派の反論がどのような利点を持っていようとも、それが性選択それ自体への反論になるわけではない。この反論は、あらゆる形態の胚の選別に該当し、その矛先は、遺伝性疾患の選別を目的としたPGDの利用にまで向けられてしまう。プロライフ派の反論では、もっとも重大な道徳的不正がその手段（つまり、望まれない胚の廃棄）の中に見出されてしまうことから、性選択それ自体に何か不正な事柄が見出されるのかという問題は、依然として不問に付されているのである。

最新の性選択技術は、胚の道徳的地位の問題に惑わされることなく性選択それ自体の問題を突きつけてくる。ヴァージニア州フェアファックスにある営利目的の不妊クリニック、ジェネティクス＆IVF研究所は現在、顧客が受精前に子どもの性別を選択できるような精子選別技術を提供している。X染色体を持つ精子（女の子を作る精子）はY染色体を持つ精子（男の子を作る精子）よりも多くのDNAを含んでいることから、フローサイトメーターと呼ばれる装置を用いてこれらを区別することができる。この方法はマイクロソートという名で商標登録されており、その成功率は女の子で九一パーセント、男の子で七六パーセントと高い。ジェネティクス＆IVF

研究所は、この技術について米国農務省からライセンスを受けているが、それは、そもそもこの技術が家畜繁殖法として開発されたものだからである(18)。

もし精子選別を用いた子どもの性選択に問題があるとすれば、それは、胚の道徳的地位にかんする議論を超えるような理由に基づくものにちがいない。そのような理由のひとつに挙げられるのは、性選択は性差別装置にほかならず、わけても、インドや中国のゾッとするような男女比が示すように、女の子に対する性差別装置になるということである。また、女性よりも男性のほうが圧倒的に多い社会は、男女比の自然な社会に比べてより不安定で、より暴力的で、より犯罪や戦争へと傾きやすくなると考える人もいる(19)。こうした不安も正当ではあるが、精子選別会社はこの問題をかわすための巧妙な手立てを設けている。マイクロソートは、家庭内の男女比の不均衡を是正するために子どもの性選択を望むカップルに対してのみ、提供されているのだ。娘よりも息子が多いカップルが選ぶことができるのは女の子だけであり、その逆もまた然りである。だが、同じ性別の子どもばかりをもうけるという目的や、初めての子どもの性別を選ぶといった目的で、この技術を利用することは許されていない。なお、これまでのところ、マイクロソートの利用者の大半は女の子を選択しているという(20)。

マイクロソートの事例は、エンハンスメント技術が突きつける道徳的問題を浮き彫りにするの

第一章　エンハンスメントの倫理

に役立つ。安全性、胚の減失、性差別などをめぐるおなじみの論争は、いったん脇に除けておこう。仮に、女の子よりも男の子を好んだりはしない社会の中で精子選別が用いられた結果、男女比の均衡も保たれているとしよう。このような状況下であれば、性選択には何ら問題がないということになるだろうか。もし、性別だけでなく、身長や目の色、肌の色も選択可能になったとすれば、どうだろうか。性的指向やIQ、音楽的才能、運動能力の場合にはどうか。あるいは、筋肉増強、記憶力強化、身長アップの技術が、安全かつ誰にでも利用可能、という点にまで到達したとしよう。それならば、これらの技術にも問題はなくなるのだろうか。

必ずしもそうはならないだろう。いずれの事例でも、何かしらの道徳的問題は残る。問題の所在はたんにその手段ばかりにあるのではなく、そこで目指されている目的にもある。エンハンスメントやクローニング、遺伝子操作が人間の尊厳に脅威を突きつけているとは、よく言われるところである。なるほどその指摘はあながち的外れではない。だが、そこで課題となるのは、これらの営みがどのようにして人間性をすり減らすのかを明確に述べることである。これらの営みは、人間としての自由や人間としての繁栄の、どのような側面を脅かしているのだろうか。

27

# 第二章　サイボーグ選手

エンハンスメントや遺伝子操作によって脅かされる人間性の一側面としてときに挙げられるのは、自分自身のために、自らの努力を通じて自由に行為する能力や、自らの行為や自分のあり方にかんして責任を持つ——讃美や非難に値する——のは自分にほかならない、と考える姿勢である。ステロイドや遺伝子増強された筋肉の助けを借りてホームランを七十本打つことは、弛みない練習や努力の結果としてそれだけ打つこととはまったく別物であり、それよりも劣る事柄だというのである。むろん、その中で努力やエンハンスメントがどれだけの役割を果たしているかは、程度問題となろう。だが、エンハンスメントの役割が増加するにつれて、達成された偉業に対するわれわれの称讃は薄らいでいく。というより、達成された偉業に対するわれわれの称讃

第二章　サイボーグ選手

の宛先が、選手から薬剤師へと推移してしまうのである。

## スポーツの理想
―― 努力 対 天賦の才 ――

　上の見解が意味しているのは、以下のような事柄であろう。すなわち、エンハンスメントに対するわれわれの道徳的反応とは、エンハンスメントによって達成を成し遂げた人物の行為主体性が目減りしてしまうことへの反応にほかならない。スポーツ選手が薬物や遺伝子注射に依存すればするほど、当人のパフォーマンスは当人の達成の現われではなくなっていくのである。その極限として思い浮かぶのは、スイングの角度とタイミングを完璧なものにするコンピュータ・チップの移植のおかげで、ストライクゾーンを通過するすべての球をホームランにするようなロボット工学選手、サイボーグ選手であろう。こうしたサイボーグ選手が行為主体となることはありえないと思われる。というのも、「彼の」達成は、彼を作り出した人物の達成となるだろうである。この見方に従えば、エンハンスメントがわれわれの人間性を脅かすのは、それが人間らしい行為主体性を蝕むからである。その行き着くところは、人間としての自由や道徳的責任とは相

容れない、完全に機械論的な人間行動理解である。

この説明に対しては言うべき事柄がたくさんあるが、私見によれば、エンハンスメントや遺伝子操作の主要な問題点とは、それらが努力を台無しにして人間らしい行為を蝕んでしまうことではない。それよりもいっそう深刻な危険性は、それらが一種の超行為主体性（hyperagency）、すなわち、人間本性も含めた自然を作り直し、われわれの用途に役立て、われわれの欲求を満たしたいという、プロメテウス的な熱望*1の現われとなっていることにある。問題となるのは機械論への漂着ではなく、支配への衝動である。そして、支配への衝動が見失っており、破壊すらしかねないのは、人間らしい能力や達成に備わっている被贈与的性格への理解である。

生の被贈与性（giftedness of life）を承認するということは、われわれが自らの才能や能力の発達・行使のためにどれだけ労力を払ったとしても、それらは完全にはわれわれ自身のおこないに由来してもいなければ、世界のありとあらゆる事柄が、われわれが欲求したり考案したりすることを承認することでもある。また、それは、世界のありとあらゆる事柄が、われわれが欲求したり考案したりすることを承認することでもある。のある使用法に対して、必ずしも常に開かれているわけではないということを認めることでもある。生の被贈与性が正しく理解されるならば、部分的には、宗教的感性である。だが、それは宗教を超えたとある種の謙虚さが生まれる。それは、プロメテウス的な計画には制約がかけられ、ある

第二章　サイボーグ選手

ころにまで到達し、共鳴を呼ぶ。

何らかの種類のこうした発想に依拠しないかぎり、われわれが人間らしい活動や達成の何を称讃しているのかを説明することは難しい。スポーツにおける二つのタイプの達成について考えてみよう。一方で、われわれは、ピート・ローズ*2のような野球選手を称讃する。彼は、自然な天賦の才（natural gifts）には恵まれなかったものの、努力や闘志や決意を通じて野球の世界で傑出するに至った。他方で、われわれは、ジョー・ディマジオ*3のような選手もまた称讃する。こうした選手の卓越性は、彼自身の自然な天賦の才の発揮であるかのような、華麗なプレーや天才的プレーのうちに見出される。では、仮にこれらの選手が、両者ともパフォーマンス向上薬物（エンハンス）を摂っていたことが分かったとしよう。われわれは、どちらの側の薬物使用により深い幻滅をおぼえるだろうか。深刻なまでに汚されるのは、スポーツの理想の中のどの側面だろうか。それは努力か、それとも、天賦の才か。

努力のほうだと言う人もいるだろう。その場合、薬物に問題があるのは、それが近道を与えるから、つまり、努力なしに勝利を収める方法を与えるからだということになる。だが、努力はスポーツの要点ではないのに対して、卓越性はスポーツの要点である。そして、卓越性には、少なくとも部分的には自然な才能や天賦の才の発揮というスポーツの要点が見受けられるのだが、そもそもこれ

らの能力は選手が成し遂げた事柄ではない。これは、民主的な社会にとっては具合の悪い事実である。われわれは、成功とは、スポーツにせよ人生にせよ、努力して勝ち取るものであって受け継ぐものではない、と信じたがっている。自然な天賦の才やそれに向けられる称讃は、能力主義的な信条を当惑させる。つまり、それらは、讃美や報いはあくまでも努力の結果として与えられるものだという確信に対して、疑いの目を投げかけるのである。この当惑を前にして、われわれは、努力の道徳的重要性を高くつりあげ、被贈与性の価値を低下させるようになる。こうした歪曲は、例えばテレビのオリンピック特集などに見受けられる。そこでは、選手が成し遂げた偉業に対してよりも、彼らが克服した艱難辛苦、彼らが乗り越えた障害、そして、怪我や困難な生育環境や母国の政治的動乱に打ち克つべく戦いを挑んだ苦心の跡のほうに、より多くの照明が当てられるのである。

　もし努力がスポーツの最高の理想であるならば、練習や弛みない鍛錬をすり抜けてしまうことが、エンハンスメントの罪ということになろう。だが、努力がすべてというわけではない。凡庸なバスケットボール選手が、マイケル・ジョーダンよりもいっそう弛みない鍛錬や練習を積んだからといって、彼がより大きな絶讃やより高額の契約に値するなどとは誰も思わない。スポーツ選手の遺伝子改造の本当の問題とは、そうした選手の存在が、自然な才能の涵養・発揮を尊ぶ人

第二章　サイボーグ選手

間らしい活動としてのスポーツの競争を、堕落させてしまうことにある。この観点からすれば、エンハンスメントは、努力や意志の倫理の究極的表現、すなわち、一種のハイテク精進と理解することが可能である。意志の倫理と、それがいまや手に入れようとしているバイオテクノロジーの力は、ともに被贈与性の主張と対峙しているのである。

## パフォーマンスの向上
―― ハイテクとローテク ――

　自然な天賦の才を涵養することと、いたずらに手を加えてそれを堕落させることとの間の線引きが、いつも明確に引かれるとはかぎらないだろう。もともとランナーは裸足で走っていた。初めてランニングシューズを履いて走った人は、競走を汚すものだとして非難されたかもしれない。しかし、もしそのような非難があったとすれば、それは不当であろう。というのも、誰もがランニングシューズを履いて走ることができるという条件下であれば、ランニングシューズは、競走の中で本来発揮されるべき卓越性を曖昧にするというよりも、むしろそれを際立たせるからである。とはいえ、スポーツ選手が自らのパフォーマンス向上のために用いるあらゆる工夫に対して、

同じことが言えるとはかぎらない。一九八〇年のボストンマラソンで優勝したロージー・ルイスは、ランナーの一団からこっそり抜け出して、途中の経路を地下鉄で移動していたことが発覚し、賞を剥奪された。ランニングシューズと地下鉄の間のどこかに、きっと判定の困難な事例が存在する。用具の革新は一種のエンハンスメントであるが、こうした革新に対しては、はたしてそれはゲームにとって本質的な技能を高めるのか、それとも、曖昧にするのかという問いが常に開かれている。だが、もっとも困難な問題を提起するのは、身体的なエンハンスメントだろうと思われる。エンハンスメント擁護者の主張によれば、薬物や遺伝子への介入は、特別な栄養管理、ビタミン類、エネルギーバー、処方なしで買えるサプリメント、厳格なトレーニング計画、外科手術など、パフォーマンス改善のためにスポーツ選手が自らの身体を改造するその他の手段と、まったく変わるところはない。かつてタイガー・ウッズはとても視力が悪く、視力検査表の大きなEの文字さえ見えていなかった。一九九九年に彼は視力改善のためにレーシック手術を受け、その後のトーナメントで五回の優勝を収めた。(2)

視力矯正手術の修復的な性質を念頭に置けば、確かにそれは受け入れやすい。だが、もしウッズが正常な視力の持ち主であり、にもかかわらずその改善を望んでいたとしたら、どうだろうか。または、実際そのとおりだと思われるのだが、仮にウッズが、このレーザー治療のおかげで、平

34

## 第二章　サイボーグ選手

均的なゴルファーよりも優れた視力を手に入れているとしよう。とすれば、それゆえにこの手術は不当なエンハンスメントだということになるだろうか。

この問いに対する回答は、ゴルファーの視力の改善が、ゴルフという競技の中で本来競われるべき才能や技能を高める可能性が高いか、あるいは、それらを歪めてしまう可能性が高いかに、左右される。そして、このかぎりにおいて、エンハンスメント擁護者の意見は正しい。つまり、ゴルファーの視力向上の正当性は、彼らの用いる手段——外科手術であれ、コンタクトレンズであれ、眼球運動であれ、夥(おびただ)しい量のニンジンジュースであれ——に左右されるわけではない。もし、エンハンスメントが問題である理由が、それが自然な天賦の才を歪めたり無効にしたりするからなのであれば、それは薬物や遺伝子改変に特異な問題ではない。練習や栄養管理など、われわれが通常受け入れている種類のエンハンスメントに対してもまた、同様の反論を提起することができるはずである。

一九五四年にロジャー・バニスターが初めて一マイル〔陸上競技用トラック四周〕四分台を切ったが、当時の彼の練習法は、彼が医学生として働いていた病院で昼休みに友人と走ることであった。今日の練習メニューを基準として見れば、バニスターは裸足で走っていたも同然と言えよう。ナイキ社は現在、アメリカのマラソンランナーのパフォーマンス改善を願って、オレゴン州

ポートランドで実施されている、厳重に密閉された「高地ハウス」の中でのハイテクトレーニング実験を後援している。ハウスの中は分子フィルターによって酸素を取り除かれており、それによって標高一万二〇〇〇フィートから一万七〇〇〇フィート〔約三七〇〇メートルから五二〇〇メートル〕くらいの場所の空気の薄さが再現されている。そこには将来有望な五人のランナーが集められ、そのハウスの中で四、五年間生活させることにより、持久力トレーニングにおける「高生活・低練習」理論のテストが実施されている。赤血球は体内の酸素運搬を司ることから持久力のカギとなる要因とされているが、ランナーがヒマラヤ山脈級の標高の高さで睡眠を取ることにより、赤血球の生産能力が高められる。その後、ランナーは平地で練習を積む——週に一〇〇マイル以上走る——ことにより、筋肉を最高の状態にまで持っていくことが可能となる。また、このハウスには、選手の心拍数、赤血球数、酸素消費量、脳波を追跡測定する装置も完備されており、生理学的指標に基づいて選手の練習時間・練習強度を設定することができるようになっている。(4)

国際オリンピック委員会（IOC）は、人工高地トレーニングを禁止すべきかどうかの決定を下す心づもりをしている。すでにIOCは、血液ドーピングや、腎臓の中で生成される赤血球生産能力刺激ホルモン、いわゆるエリスロポエチン（EPO）の注入など、赤血球濃度を増すことでスポーツ選手のスタミナを高めるのに役立つ他の手段を禁止している。腎臓病患者のために開

## 第二章　サイボーグ選手

発されたEPOの合成薬は、長距離走選手、自転車競技選手、クロスカントリースキー選手の間では、ルール違反とはいえ、すでに人気のパフォーマンス向上薬物(エンハンサー)となっている。IOCは二〇〇〇年のシドニー大会よりEPOの検査を開始しているが、新型のEPO遺伝子治療は旧来の合成薬よりも探知することが困難となろう。科学者は、霊長類実験の段階であるとはいえ、EPOの生成を司る遺伝子の新たなコピーを注入する方法をすでに発見している。遺伝子改造されたランナーや自転車競技選手が、シーズン全体またはそれ以上の期間を通じて、通常よりも高濃度のEPOを自然に作り出す能力を持つようになる日も、そう遠くはないだろう。[5]

ここには倫理的な難問がある。もしEPOの注入や遺伝子改造に問題があるのならば、ナイキ社の「高地ハウス」にもまた問題があるのではないか。パフォーマンスに与える影響という観点から見れば、両者はまったく同じである。これらはいずれも、筋肉に対する血液の酸素運搬能力を高めることによって、有酸素運動持久力を増加させる。空気の薄い密閉された部屋の中で眠ることで血液を濃くするほうが、ホルモンを注入したり遺伝子を改変したりすることでそうするよりも高潔であるなどとは、とうてい考えられないだろう。二〇〇六年に、世界アンチ・ドーピング機構の倫理パネルはこの論理に従い、低酸素室や低酸素テント（人工的な「低酸素装置」）の使用は「スポーツの精神」に反する、という結論を下した。この決定は、自転車競技選手やラン

ナー、さらには装置の販売会社からの抗議を招く結果となった(6)。

一部の形態の練習法が問題のあるパフォーマンス向上手段に当たるのであれば、一部の栄養管理法もまたそうであろう。過去三十年間で、NFL〔米国のアメリカン・フットボールのプロ組織〕に所属するアメフト選手のデカさは劇的な変遷を遂げてきた。一九七二年スーパーボウルでのオフェンシヴ・ラインマンの平均体重はすでにどデカく、二四八ポンド〔一一二・五キロ〕であった。二〇〇二年までには、スーパーボウルでのラインマンの平均体重は三〇四ポンド〔一三七・九キロ〕に到達しており、ダラス・カウボーイズの誇るNFL初の四〇〇ポンド選手、タックル*5のアーロン・ギブソンの場合、公式記録では四二二ポンド〔一九一・四キロ〕と記載されていた。こうした選手たちの体重増加、わけても一九七〇年代と一九八〇年代の体重増加の一因をなしているのが、ステロイドの使用であることには疑いがない。だが、ステロイドは一九九〇年に禁止されており、その後も続く体重増加は、ロースター〔出場選手登録〕に残ることを切望するラインマンたちが、ガルガンチュアよろしく大量に食料摂取したことによるところが大きい。セレーナ・ロバーツが*7ニューヨーク・タイムズ紙上で書いているように、「体重を増やさなければ、という強烈なプレッシャーにさらされている一部の選手たちにとって、デカさの科学が最終的に導き出した答えは、規制対象外のサプリメントと袋一杯のチーズバーガーをチャンポンすることだった」(7)。

## 第二章　サイボーグ選手

山積みのビッグマックを食べることはまったくハイテクではない。とはいえ、超高カロリー食を用いて四〇〇ポンド〔約一八〇キロ〕の人間装甲車を作り上げるよう選手に勧めるのは、ステロイドやヒト成長ホルモンの使用、遺伝子改造などを通じてどデカくなるよう選手に勧めるのと同じくらい、倫理的には問題がある。手段がどうであれ、超どデカい選手になれという要求は、ゲームそのものを、そして、その要求に応えるべく自らの身体を改変する人々の尊厳を、破壊するものである。殿堂入りしている、ある元NFLラインマンは、今日のラインマンの馬鹿デカさは、スウィープやスクリーン等のプレーで走るにはあまりにも大きすぎであり、ただ「太鼓っ腹バンプ*9」で大きな衝撃を与えるのに有効であるにすぎない、と憂いている。「奴らがやってるのはただそれだけのことさ。きびきびもしてなければ、すばしっこくもない。脚を使わないからな」(8)。

チーズバーガーの注射によるパフォーマンスの向上は、スポーツの卓越性を涵養するものではなく、むしろそれを踏みにじり、プロレス風の衝撃的な見世物を選びとることにほかならない。ステロイドのような薬物の禁止を支持するもっともありきたりな議論は、スポーツ選手の健康が危険にさらされるからというものである。だが、安全性は、パフォーマンス向上薬物・技術を制限する唯一の理由ではない。安全かつあらゆる選手に利用可能なエンハンスメントですら、ゲームの統合性を脅かしうるのである。なるほど、仮にありとあらゆる薬物、サプリメント、用具、

練習方法がルール上許容されているとすれば、それらの使用はルール違反（cheating）にはならないだろう。だが、ルール違反は、スポーツが堕落へと陥る唯一の道ではない。スポーツの統合性を尊重するということは、選手がルールに従うこと、ルールが強制されること以上の事柄を意味している。それが意味しているのは、当該のゲームにとって中心的な卓越性を尊重するとともに、もっともよくプレーした人々の技能に報いるような仕方でルールを書く、ということなのである。

## ゲームの本質

ゲームのプレーの仕方、そのための準備の仕方の中には、ゲームを何か他のものへと――スポーツというよりは見世物に近いものへと――変容させる危険を伴うものがある。遺伝子改造されたスラッガーが当たり前にホームランを打つようなゲームも、確かにしばらくの間は面白がって見ていられるかもしれない。だが、そこでは、きわめて偉大なバッターですら成功よりも失敗のほうが多いといった、野球に付きものの人間らしいドラマや複雑さは失われてしまうことになろう（メジャーリーグが興行開催する毎年恒例のホームラン競争を観戦する楽しさですらある

第二章　サイボーグ選手

程度、本当の事柄——ゲームの中ではホームランは決して当たり前の事柄などではなく、より大きなドラマの中のヒロイックな瞬間として現われるということ——を知っていることが前提となっているのである)。

スポーツと見世物の違いは、本物のバスケットボールと「トランポリン・バスケットボール〔スラムボール〕」との違いである——トランポリン・バスケットボールでは、プレーヤーはバスケットを超える高さにまで跳び上がり、ダンクシュートを決めることができる。また、その違いは、本物のレスリングと、レスラーが相手レスラーを折り畳み椅子で攻撃するワールド・レスリング・フェデレーション（WWF)*10 との違いである。見世物は、スポーツの中にある人々の歓心を鷲摑みにする特徴を巧みに分離・誇張することにより、きわめて偉大なプレーヤーが発揮する自然な才能や天賦の才の価値を目減りさせてしまう。バスケットボール選手にトランポリンの使用が許されているようなゲームでは、マイケル・ジョーダンの運動能力の高さは、もはやたいしたものではなくなってしまうだろう。

むろん、練習法や用具のあらゆる革新がゲームを堕落させるわけではない。野球のグローブやグラファイト素材製のテニスラケットのように、ゲームを改良する革新もあるのだ。ならばわれわれは、改良につながる変化と堕落につながる変化をどのようにすれば区別できるだろうか。単

一の原則がこの問題を一挙に解決に導くということはありえない。その答えは、当該のスポーツの性質であるとか、最高のプレーヤーを選り分けるような才能や技能が際立たせているのか曖昧にしているのかといった点に左右される。ランニングシューズは、ランナーが競走とは関係のない偶然性（尖った小石を裸足で踏みつけるなど）によって邪魔されるリスクを軽減することで、裸足の競走を改良している。シューズのおかげで誰が最高のランナーであるかを試す真のテストになるのである。ゴール地点まで地下鉄に乗ることをマラソンランナーに許したり、折り畳み椅子を用いて闘うことをレスラーに許したりすることは、マラソンやレスリングの対戦の中で技能へのテストされるべき技能への嘲りにほかならない。

エンハンスメントの倫理をめぐる議論は、当該のスポーツの目的（telos）や要点をめぐる議論、どのような徳がゲームに関連するかをめぐる議論にならざるをえないという側面がある。この点は、明白な事例であれ議論の余地のある事例であれ、同様に当てはまる。コーチングのことを考えてもらいたい。一九二〇年代のイングランドを舞台にした映画『炎のランナー』では、大学のスター選手のひとりがランニングのコーチを雇ったという理由で、ケンブリッジ大学当局からの譴責を受けている。大学当局の見解によれば、完全に自分ひとりで、もしくは仲間と一緒に練習するのがアマチュア・スポーツであり、コーチを雇うことはアマチュア・スポーツの精神に

## 第二章　サイボーグ選手

反するという。譴責を受けた選手の考えでは、カレッジ・スポーツの要点は自らの運動能力を最大限に開花させることにあり、コーチはこの善の追求に役立ちこそすれ、それを汚すものではないという。このように、コーチがパフォーマンス向上の正当な手段であるかどうかは、カレッジ・スポーツの目的とそれに付随する徳をめぐるどちらの見解が正しいかによって左右されるのである。

パフォーマンス向上をめぐる論争は、スポーツのみならず音楽においても生じており、同じような形態の議論が展開されている。舞台上の緊張に悩む一部のクラシック音楽家たちは、その緊張を和らげるためにベータ遮断剤を演奏前に服用している。この薬はもともと心臓障害の治療薬として開発されたものだが、アドレナリンの影響を抑え、心拍数を低下させ、手の震えに邪魔されることなく演奏できるようになることから、緊張に悩む音楽家にとっては救いである。こうした慣行に反対する人々は、鎮静剤の助けを借りた演奏を一種のルール違反と考え、自然な仕方で恐怖を克服できるようになるということも音楽家であることの一側面にほかならない、と主張している。ベータ遮断剤の使用を擁護する人々は、薬剤を服用したからといって誰もが優れたバイオリニストや優れたピアニストになるわけではなく、演奏者が自分の本当の音楽的才能を発揮することができるよう、邪魔が取り除かれているにすぎないと主張している。この論争の根底に横

たわるのは、どのような性質が音楽の卓越性を構成するのかという問題をめぐる本質的な不一致である。満員の聴衆を前にして落ち着いていられることは、優れた音楽演奏における本質的な徳なのだろうか、それとも、それはたんなる付随的な事柄にすぎないのか。

場合によっては、薬物を通じた強化よりも機械を通じた強化のほうが、よりいっそうの堕落とみなされることもある。最近では、コンサートホールやオペラハウスに音響増幅システムが設置され始めている。音楽愛好家たちは、音楽家にマイクを取り付けるのは音の汚れであり、芸術の価値を貶めるものだと嘆いている。彼らの主張によれば、偉大なオペラ歌唱とは正しい音符に沿って歌うことだけではなく、自然な人間らしい歌声をホールの最後尾にまで響かせることでもある。クラシック音楽で訓練を積んだ声楽家にとっては、自らの声を響かせることはただたんに機械的にボリュームを上げることではない。それは芸当の一部なのである。オペラスターのマリリン・ホーンは、音響の強化は「よい歌唱と引き換えの、死へのキス」だと述べている。

ニューヨーク・タイムズ紙のクラシック音楽批評家であるアンソニー・トマジーニは、音響増幅がいかにブロードウェイ・ミュージカルを変容させ、またある意味その価値を貶めているのかを、次のように説明している。「ブロードウェイ・ミュージカルがまだスリルに満ち溢れていた頃の時代、それは、巧みな言い回しと明朗、洒脱、嘆美な旋律を奏でる音楽が絶妙な混交を示す、

## 第二章　サイボーグ選手

清々しくも知的な一ジャンルであった。とはいえ、それは、その本質においては言葉を原動力とする芸術形態であった……だが、ブロードウェイに増幅器が根を下ろすようになると、必然として観客は注意力を削がれ、受身にまわるようになっていった。増幅器は、歌詞（の微妙さや巧みさの低下）にはじまり主題やミュージカルのスタイル（より巨大に、よりケバケバしく、より安っぽく、より健全に）に至るまで、ミュージカルのあらゆる要素に変化をもたらした」。ミュージカルの「知的さが影を潜め、よりあからさまなもの、メロドラマ的な見世物へと転落した。ミュージカルが増幅器を選びとったことで、「その芸術様式は失われていった、あるいは、少なくとも何か別のものになっていったのである。[13]

トマジーニは、オペラもまた同様の運命を辿るかもしれないという恐れから、増幅器なしの伝統的なオペラがひとつの選択肢として、電気的に強化（エンハンス）されたバージョンと並んで保存されることを願っている。この提案は、スポーツ競技会でも強化バージョンと非強化バージョンの並存が唱えられていたことを思い起こさせる。例えば、ある熱烈な強化支持者は、最新テクノロジー雑誌『ワイヤード』誌上の記事で次のような案を提示していた。「遺伝子操作されたホームランバ

45

ッターのためのリーグをひとつと、人間並みのスラッガーのためのリーグをもうひとつ別に作ればよい。成長ホルモンで筋肉パンパンのスプリンターのための大会をひとつと、放し飼いののろまたちのための大会をもうひとつ別に作ればよい」。この記事の著者は、筋肉隆々リーグのほうが完全にナチュラルなリーグよりも、高いテレビ視聴率を獲得すると確信している。

増幅器ありのオペラと伝統的なオペラ、筋肉隆々のスポーツリーグと「放し飼い」のスポーツリーグが長期にわたって共存できるかについて予想するのは難しい。芸術でもスポーツでも、技術を通じて強化されたバージョンが旧来のやり方に何らか影響を与えないということはほとんどありえない。規範は変化し、観客はそれに慣れてしまい、見世物はある種の魅惑をもたらすようになる。しかも、その変化は、われわれから、人間らしい才能や天賦の才への純然たるアクセスを剥奪するほどにまで及ぶかもしれない。

スポーツ競技のルールを評価するにあたり、そのルールがスポーツにおける本質的な卓越性と適合しているかどうかを判定するというのは甚だしい独断であり、それは『炎のランナー』の中のケンブリッジ大学のお偉方のような、歪んだ貴族的感性の現われではないか、などと思う人もいるだろう。だが、ゲームの要点やそれと関連の深い徳について何らかの判断を下すことなしには、われわれがスポーツの何を称讃しているのかを理解することは困難である。

## 第二章　サイボーグ選手

他の可能性について考えてみよう。スポーツに要点があることを否定する人々もいる。こうした人々は、ゲームのルールはスポーツの目的に適合していなければならず、そのゲームを上手にプレーする人々が発揮する才能を尊重していなければならない、という発想を否定する。この見方に従えば、どんなゲームのルールであれそれは完全に恣意的であり、その正当化の理由となるのは、それによってもたらされる楽しみや、それが引き付ける人々の数だけのことである。こうした見方をもっとも明確に述べているように見えるのは、何あろう、連邦最高裁でアントニン・スカリア判事が述べた意見である。件の訴訟では、生まれつき脚が悪く、痛みなしには歩くこともままならないあるプロゴルファーが、障害を持つアメリカ人法*11（Americans with Disabilities Act）を楯に、プロのトーナメントでゴルフカートを使用する権利の存在を確認する民事訴訟を提訴した。連邦最高裁は彼の主張を支持したが、そのさい、歩いてコースを移動することはゴルフの本質的な側面ではない、というのが理由であった。スカリア判事は反対意見を述べたが、それは、ゲームの本質的な特徴と付随的な特徴を区別することは不可能であり、「通常、あるものが「本質的」であると述べるのは、それがある目標の達成にとって必要であると述べることにほかならない。だが、楽しみ以外には何の目標もないというのが、まさにゲームの核心的な性質である（それこそが、ゲームを生産的活動から区別するものである）ことから、ある

ゲームの恣意的なルールの中の一部が「本質的」であると述べることは、まったく不可能である」。スカリア判事の主張によれば、ゴルフのルールは「(あらゆるゲームにおいてそうであるように)完全に恣意的である」ことから、ゲーム統括団体が定めたルールを批判的に評価するための基盤は、存在しないのである(15)。

だが、スカリアのスポーツ観はこじつけがましい。そのような見方は、あらゆるスポーツファンにとっては奇妙に思われる。もし、人々が、自分のご贔屓のスポーツのルールは恣意的なものにすぎず、称讚に値するような才能や徳の喚起・祝福など目指されていないと本当に信じているのなら、誰もゲームの結果を気にかけたりすらしなくなるだろう。そのとき、スポーツは鑑賞の対象ではなく、楽しみを与えてくれる見世物にまで色褪せてしまうだろう。安全性の考慮を除けば、パフォーマンス向上薬物や遺伝子改造を制限するような理由——少なくとも、観衆の多さではなくゲームの統合性と結びついているような理由——は存在しなくなるだろう。

スポーツから見世物への格下げは、遺伝子操作の時代に特有の事柄ではない。だがそれは、遺伝学その他の手段を用いたパフォーマンス向上技術が、自然な才能や天賦の才の祝福であるはずのスポーツや芸術のパフォーマンスの一部をどのように蝕んでしまうのかを、例示しているのである。

# 第三章　設計される子ども、設計する親

被贈与性の倫理はスポーツでは落城の危機に瀕しているものの、子育てという営みの中では今なお命脈を保っている。だが被贈与性の倫理は、ここでもまた生物工学や遺伝子増強(エンハンスメント)によって追放されるという脅威に見舞われている。子どもを贈られもの (gift) として理解するということは、子どもをそのあるがままに受けとめるということであり、われわれによる設計の対象、意志の産物、野心のための道具として受け入れることではない。子どもが偶然持ち合わせた才能や属性によって、親の愛情が左右されることはない。確かにわれわれが友人や配偶者を選ぶときには、魅力的と感じられる性質に基づいて選択がおこなわれる側面もなくはない。だが、われわれが自分の子どもを選ぶということはない。子どもの性質は予測不可能であり、親がどれだけ念

入りに事を進めようとも、自分の子どもがどんな子どもなのかについて完全に責任を取ることはできない。だからこそ、子どもの親であることは、他のどのような人間関係よりも、神学者ウィリアム・F・メイの言う「招かれざるものへの寛大さ」（openness to the unbidden）を教えてくれるのである。

## 形取りと見守り

　メイの含蓄に富んだ言葉が意味しているのは、支配や制御への衝動を抑制し、贈られものとしての生という感覚を呼び覚ますような、人柄や心持ちである。それは、われわれに以下の事柄を教えてくれる。すなわち、エンハンスメントに対するもっとも根源的な道徳的反論は、エンハンスメントの先にある人間の完全化よりも、エンハンスメントが体現したり促進したりする人間の性向に向けられている。問題となるのは、親が設計によって子どもの自律を奪うことではない（設計されなければ、子どもが自分の遺伝的形質を自ら選び取れるというわけでもなかろう）。むしろ、問題の所在は、設計をおこなう親の傲慢さ、生誕の神秘を支配しようとする親の衝動のうちに認められるのである。むろん、このような性向があるからといって、親が子どもに対して暴

## 第三章　設計される子ども、設計する親

君のように振る舞うことにはならないのかもしれない。だが、こうした性向によって親と子の関係は汚され、招かれざるものへの寛大さを通じて育まれるはずの謙虚さや人間に対する幅広い共感能力が、親から奪い取られてしまうのである。

子どもを贈られもの、授かりものとして理解するということは、病気や疾病に対してもその起こるがままに受け入れるということではない。子どもの病気や怪我の治療は、子どもの自然な能力を蹂躙（じゅうりん）するものではなく、そうした能力の開花を促すものである。医学的な治療は自然への介入であるが、それは健康のためになされるものであり、際限なく支配や統御を目指す試みの現われなどではない。どれだけ精力的な治療や治癒を試みようとも、それは人間の所与に対してのプロメテウス的な襲撃*1には当たらない。なぜなら医療は、健康を構成する自然な人間の機能の修復や保持という規範によって統制されているから、あるいは、少なくともそうした規範によって方向付けられているからである。

医療はスポーツ同様、何らかの目標・目的を備えたひとつの実践であり、実践はその目的によって方向付けられたり、制約されたりする。むろん、何が健康とみなされるか、何が通常の人間の機能とみなされるかにかんしては議論の余地があり、それは生物学的な問いにとどまる問題ではない。例えば、聾は治療されるべき障害か、それとも、それは保護されるべき一種の共同体や

アイデンティティなのかについて、人々の意見は一致していない。だが、このような意見の不一致ですら、医療の要点は健康の増進や疾病の治療にあるという前提を出発点としていることには、変わりがない。

子どもの病気を治療するという親の義務の中には、子どもの人生における成功の可能性が最大限に高められるよう、健康な子どもを増強（エンハンス）する義務も含まれていると主張する人々もいる。しかし、この見解が正しいのは、健康とは人間にとって特別善いものではなく、ただ幸福や福利を最大化するための手段にすぎない、という功利主義的な見解が受け入れられる場合にかぎられる。例えば、生命倫理学者ジュリアン・サヴァレスキュは、「健康には内在的な価値が認められるわけではなく」、それはただ「道具的な価値が認められる」もの、われわれがしたいと思うことを達成するのを助けてくれる「資源」にすぎないと主張している。このような健康観のもとでは、治療することと増強することの区別は否定される。サヴァレスキュによれば、親には自分の子どもの健康を増進する義務があるだけではなく、「自分の子どもを遺伝子改造する道徳的義務も課されている」。子どもに「最高の人生への最高の機会」を与えられるよう、親はテクノロジーを用いて子どもの「記憶力、気質、忍耐力、共感能力、ユーモアセンス、前向きな考え方」等の性質を操作すべきなのである(2)。

第三章　設計される子ども、設計する親

しかし、健康のことをひたすら道具的なもの、何か他のものを最大化するための手段と考えることは間違っている。健康のよさは人柄のよさと同様、人間として開花するためのひとつの構成要素である。確かに、少なくともある程度までは、より健康であることはそうでないことよりも善い。だが、健康は最大化することの可能な類の善ではない。健康の達人になろうという抱負を抱いている人など、誰一人としていないのである（おそらく心気症の患者を除けば）。一九二〇年代に、優生学を支持する人々は州の農畜産物品評会で健康コンテストを開催し、「最優秀健康家族」を表彰していた。だが、こうした奇怪な催しが如実に表わしているのは、健康を道具的なものや最大化されるべき善と理解することの愚かしさにほかならない。健康は、競争社会の中で成功をもたらしてくれる才能や性質とは異なり、あくまでも上限のある善である。だからこそ、たとえ親が子どもの健康を追い求めたとしても、そのために際限なき軍拡競争へと巻き込まれたりする危険性は生じない。

　子どもの健康を気遣うというかぎりでは、親が子どもの設計者の役割を演じることにもならなければ、親が子どもを自らの意志の産物や、自らの野望のための道具へと変えてしまうことにもならない。だが、子どもの性別を（医学的な理由とは別の理由から）選び取るために大金を支払う親や、生物工学の力を借りて子どもの知的資質や運動能力を操作しようとする親について、同

様のことは言えない。確かに多くの線引き問題と同様、治療とエンハンスメントの間の線引きも境界線上ではぼやけてしまう（例えば、歯列矯正や、非常に背の低い子どもに対する成長ホルモンの投与は、どちらに属するだろうか）。しかし、だからといって、線引きが重要である理由までもがぼやけてしまうわけではない。子どもの増強に腐心する親はのめりこみ過ぎる可能性が高く、無条件の愛という規範にそぐわない態度を示したり、そうした態度に凝り固まったりする可能性が高いのである。

　むろん、無条件の愛ということで要求されているのは、親が子どもの発育に影響を与えたり方向づけたりすることを慎まなければならないということではない。逆に、親には子どもを教育する義務や、子どもが自らの能力や天賦の才を見つけ出し、育んでいくのを支援する義務がある。メイが指摘するように、親の愛には、受容の愛と変容の愛という二つの側面がある。受容の愛とは子どもの存在を肯定することであり、変容の愛とは子どもの福利を探求することである。両者は一方が他方の行き過ぎを是正する関係にある。「愛情も、子どもをただありのままに受容するというところにまで弛んでしまうのなら、あまりにも静観しすぎ」なのである。親には子どもが卓越することを促す義務があることは、間違いない。

　だが、今日のひどく熱心な親は、えてして変容の愛ばかりにとらわれてしまう——完璧さを

54

## 第三章　設計される子ども、設計する親

追い求め、子どものあらゆる側面での成功を焚きつけたり要求したりする。メイの見解によれば、「親が愛の両側面の釣り合いを保つことは難しくなっている。変容の愛なき受容の愛は過保護へと横滑りし、果ては育児放棄にまで至る。受容の愛なき変容の愛は過干渉へと、果ては拒絶にまで至る」。メイは、これらの衝動の競合は、現代科学にも見出されると言う。現代科学もまたわれわれを、所与の世界を探究し鑑賞するような見守りに与らせるとともに、世界を変容し完全化するような形取りにも与らせるのである(4)。

子どもに対して人間形成や教育や改善を施す義務の存在は、エンハンスメント反対論を錯綜させる。われわれは、自分の子どもに最善なものを探す親や、幸福や成功を成し遂げられるよう、決して労を惜しむことなく子どもを支援する親を称讃する。ならば、教育や訓練によって支援すること、遺伝子増強を用いて支援することの間には、どのような違いがあるのだろうか。親は自分の子どもを有利にしようと、学費の高い学校に通わせたり、家庭教師を雇ったり、テニス合宿に送り込んだり、ピアノやバレエや水泳のレッスン、予備校のSAT対策講習を受けさせたりする。もし親がこうした仕方で子どもを支援することが許容される、もしくは称讃にすら値するのであれば、子どもの知能や音楽的才能や運動能力を向上させるために、親が（安全性が保証されるかぎり）新手の遺伝子技術を何であれ用いることは、どうして等しく称讃に値しないのであ

ろうか。

　エンハンスメントの擁護者に言わせれば、教育を通じた子どもの改善と生物工学を通じた子どもの改善との間には、原理的にはまったく違いはない。エンハンスメントの批判者に言わせれば、それらはまったく別物である。遺伝子組成をいじくって子どもを改善しようとする試みは、遺伝子プールの改善という目的のもと、政策（強制断種やその他のおぞましい措置）を通じて人間という種を改善しようとした前世紀の悪名高い社会運動、すなわち優生学を思い起こさせるというのである。このように擁護者と批判者の間には、教育と優生学という二つの異なる類比が競合しているのだが、この競合関係は遺伝子増強の道徳的地位を明らかにするのに役立つ。親が遺伝子操作を用いて子どもの増強を試みることは、教育や訓練に近いもの（これはおそらくよいものであろう）なのか、それとも、優生学に近いもの（これはおそらく悪いものであろう）なのか。

　今日では、子どもにとって多大な圧力となっているような、彼らを非常に厳しく管理する子育て慣行も普通に見られるが、遺伝子操作を用いた子どもの改善は、そうした子育て慣行と同様の発想に基づいている。このかぎりにおいて、エンハンスメントの擁護者は正しい。だが、この類似性によって遺伝子増強が擁護されるわけではない。反対に、その類似性は、親の過干渉傾向の問題を浮き彫りにしている(5)。そのもっとも顕著な例は、自分の子どもをチャンピオンにしようと

第三章　設計される子ども、設計する親

腐心するスポーツ狂の親である。そうした試みも時には成功を収めることがある。例えば、ヴィーナス、セリーナ・ウィリアムズ姉妹の父親リチャード・ウィリアムズは、彼女たちが生まれる前から娘にテニスの道を歩ませることを企てていたと言われている。また、タイガー・ウッズの父親アール・ウッズは、まだ幼子のうちからタイガーにゴルフクラブを握らせていた。リチャード・ウィリアムズは、ニューヨーク・タイムズ紙上で次のように語っている。「実際問題、こんなふうに子どもが自らすすんでスポーツに取り組むことなんて、ありませんからね。結局、親がやらせているんですよ、その点では私も同罪ですけど。でもね、親がそういうふうに仕向けなければ絶対そうはならないんですよ」[6]。

同様の態度は、トップクラスのスポーツ以外の場面でも見受けられる。全米のあちこちでサッカー場やリトルリーグ会場のライン越しに詰めかけている、過熱気味の親たちがそうである。親による口出しや競争意識が深刻なまでに蔓延していることから、少年スポーツリーグではその制御の試みとして、親の立入禁止区域や、サイレント・ウィークエンド（叫び声や声援の禁止）や、親のスポーツマンシップや節度に対する表彰制度などが設けられている[7]。

親の過干渉が少年スポーツ選手にもたらす悪影響は、ライン際からあれこれうるさく口を挟まれることにかぎらない。路上試合や校庭スポーツが、熱心な親たちによって組織・管理されるス

57

ポーツリーグに取って代わられるのにつれて、十代の子どもたちの間で使いすぎ障害が飛躍的に増加したことが小児科医によって報告されている。肘の再建手術は、かつては現役生活の継続を求めるメジャーリーグのピッチャーに対しておこなわれるにすぎなかったが、今日ではその手術を十六歳のピッチャーが受けているのである。ボストン小児病院のスポーツ医学科長ライル・ミケリ医師の報告によれば、彼の治療した少年患者の七〇パーセントが使いすぎ障害であり、二十五年前と比べて一〇パーセント増加しているという。スポーツドクターの見立てでは、使いすぎ障害が蔓延する原因は、幼いうちから子どもにひとつのスポーツを専門的にやらせ、そのトレーニングを年がら年中続ける傾向が増加している点にある。ミケリ医師は次のように述べている。

「親は、ひとつのスポーツに集中させることで、子どものチャンスが最大限に高められると考えているのでしょう。現実には期待通りの結果にならないことのほうが多いのですが」[8]。

親の傍若無人な振る舞いを制御できないものかと考えているのは、少年スポーツの運営者やスポーツドクターだけではない。大学当局もまた、子どもの生活を親が管理したがるという問題の増加——子どもの大学入学願書の代筆、入試担当課に対するあれこれの電話問い合わせ、レポート執筆の手伝い、寄宿舎への泊り込みなど——に不平を漏らしている。ひどい親になると大学職員に電話して、子どもを朝に起こしてもらえないかと依頼することもあるとの話である[9]。マ

第三章　設計される子ども、設計する親

サチューセッツ工科大学の入試課長マリリー・ジョーンズは、心配性の親に対して、あまり手出しせぬよう説得するのが日課となっている。いわく、「学生の親にはほとほと手を焼いています」[10]。これに同調するのが、バーナード・カレッジの学長ジュディス・R・シャピロである。彼女は、「親をキャンパスから引き離そう」と題された投稿記事の中で、次のように記している。「消費者としての権利意識や、子どもを放っておけないことが、入試から専攻の選択に至るまで子どもの大学生活のあらゆる側面を管理したがる親を生み出している。そうした親は今のところ少数派だが、それは徐々に常態化へと向かいつつある」[11]。

あらゆる事柄を自分で制御することに慣れたベビーブーム世代が、子どもを大学へと送り出すようになったこの十年の間に、親が自分の子どもの学歴の形成や管理に躍起になる傾向はますます強まった。一世代前には、SATの準備に頭を悩ませる高校生はほんのわずかであった。今日では、親は大学への進学を希望する子どものために、SAT対策の講習や家庭教師、参考書、パソコンソフトなどに大金を費やしており、そのおかげで受験業界は二十五億ドル産業にまで成長した[12]。例えば、受験業界を牽引するカプラン社は、一九九二年から二〇〇一年にかけて総収益の二二五パーセント増を記録している[13]。

裕福で心配性の親が大学進学希望のご子息・ご令嬢に磨きをかけるのに使う手段は、何もSA

T予備校だけではない。教育心理士の報告によれば、SAT受験時の時間延長特典を受けるという目的のためだけに、高校二、三年生の子どもが学習障害と診断されるようしむける親の数が増大しているという。この「診断書ショッピング」に拍車をかけたと思われるのが、学習障害を理由に時間延長を許された生徒の得点の横にアスタリスクを付けるのを止めるという、二〇〇二年の米国大学入試委員会（College Board）による発表である。親たちは検査に二千四百ドルもの資金を注ぎ込み、心理士が高校やSATの作成元であるETS（Educational Testing Service）に対して自分の子どもに有利な証言をしてもらえるよう、心理士に時給二百五十ドルを支払っている。たとえある心理士が望みどおりの診断書を書いてくれないとしても、親たちはどこか別のところで取引を済ませてくる(14)。

　子どもへの過干渉には時間も労力もかかることから、この仕事の代行を専属のカウンセラーやコンサルタントに依頼する親もいる。時給最高五百ドルも支払えば、専属の大学受験カウンセラーが苛烈な入学応募手続の切り抜け方を生徒に指導してくれる——それは、応募先の選定、入試小論文の書き方指導、履歴書の作成、模擬面接訓練にまで及んでいる。親の膨らむばかりの不安が、この専属カウンセリング業を成長産業へと導いたのである。業界団体の米国独立教育コンサルタント協会によれば、大学の新入生のうちカウンセラーを雇った経験がある者の割合は、一

第三章　設計される子ども、設計する親

　一九九〇年の一パーセントから今日では一〇パーセント以上にまで達しているという。マンハッタンにある、業界中でも最高級志向のアイヴィワイズ社は、二年間の大学受験プラン「プラチナパック」を三万二九九五ドルで提供している。これくらい気前よく支払うと、同社の創立者キャサリン・コーエンが早々に依頼者との接触を開始し、高校でどんな課外活動やボランティア活動をおこない、どんな夏休みを過ごすべきかを、依頼者に教えてくれる。彼女は、子どもという製品をただ大学に出荷するだけではなく、その製品開発までも助けてくれるのである――これは、言わばお雇いの過干渉である。コーエンは次のように述べている。「私が手解きするのは大学合格ではありません。生き方を手解きしているのです」。
　一部の親にとっては、子どもの名門大学への入学に向けての発進命令は、すでに幼少期から下されている。コーエンの会社ではアイヴィワイズ・キッズというサービスも提供しているが、これはニューヨーク市でもっとも羨望を集める私立小学校（いわゆる子ども版アイヴィー・リーグ）や、そうした小学校に子どもを送り込んでいる人気の保育園に、どうしても自分の子どもを入れたいと願う親の用命に応えるサービスである。こうした就学前からの入園狂騒が脚光を浴びたのは、数年前に発覚したウォール街の証券アナリスト、ジャック・グラブマンの事件であった。

彼は、ある電子メールの中で、自分がAT&T社株の評価を吊り上げたのは、彼の二歳になる双子の姉妹を九十二番街にある格式高いY保育園に入園させるのに手を焼いてくれた、上司のご機嫌をとるためであったと主張していたのである(19)。

## 子どものパフォーマンスへの圧力

グラブマンが二歳の子どもたちを極上の保育園に入れるために市場を動かすほど奮闘した話は、まさに今日の時勢をよく表わしている。この話は、親の子どもに対する期待を変化させ、子どものパフォーマンスへの要求をますます強めるような圧力が、今日の米国生活の中で高まっていることを物語っているのである。私立の幼稚園や小学校を受験する就学前の子どもの運命を左右するのは、好印象を与える推薦書や、知能と発達度合を測定する共通テストである。また、三十四ドル九十五セントの代金を払ってタイムトラッカーをつけてテストに備える親もいる。中には、四歳の子どもに家庭教師をつけてテストに備える親もいる。また、三十四ドル九十五セントの代金を払ってタイムトラッカーという爆発的な売上を記録した最新の玩具を買う人々も多い。この色鮮やかな玩具にはライトとデジタルパネルが装備されており、幼い子どもが共通テストのさいの時間配分を学べるように設計されている。タイムトラッカーは四歳以上を推奨対象年齢としており、

第三章　設計される子ども、設計する親

男性の電子音声で「はじめ」や「そこまで」を告げてくれるのを売りにしている。[20]まだ足許も覚束ない子どもに試験を実施するのは、何も私立の学校だけにかぎらない。ブッシュ政権時には、ヘッドスタート計画に登録されているすべての四歳児に統一テストを実施するよう指示が下された。小学校低学年での州統一試験の実施が増加すると、あちこちの学区で幼稚園のカリキュラム締め付けがおこなわれるようになり、芸術、休み時間、お昼寝の時間が国語、算数、理科に取って代わられた。今や子どもたちは、小学一、二年生にもなると、リュックサックにぎっしりつまった宿題と格闘せざるをえなくなっている。一九八一年から一九九七年の間に、六歳から八歳の子どもに課される宿題の量は三倍にまで膨れ上がっているのである。[21]子どものパフォーマンスを求める圧力が高まるにつれ、注意力散漫な子どもを目の前の課題に集中させる手立ての必要性も高まっている。注意欠陥・多動性障害（ADHD）の診断が急激に増加しているのは、近年子どものパフォーマンスへの要求が高まっているせいだという意見もある。例えば、『リタリン狂騒曲』（*Running on Ritalin*）の著者である小児科医ローレンス・ディラー医師による概算では、現在米国の十八歳未満の子どもの五―六パーセント（総計四百万―五百万人の子どもたち）が、ADHDの標準的治療としてリタリンやその他の興奮剤の処方を受けている（興奮剤が多動性防止に有効であるのは、子どもの注意力の増大や持続が容易となり、あ

これと目移りするのを止めさせるからである)。過去十五年間に、合法的なリタリンの製造量は一七〇〇パーセント増加し、やはりADHDの治療薬としてアデラールという製品名で市販されているアンフェタミンの製造量は、三〇〇〇パーセント増加した。製薬企業にとって、米国におけるリタリンやその関連薬の市場は、年間十億ドルを叩き出す大金脈なのである。[22]

児童や青少年に対するリタリンの処方は近年飛躍的に増加しているが、その使用者のすべてが注意欠陥・多動性障害の患者というわけではない。普通程度に注意力を持続できる人の集中力もひとつは、この薬を就学前の児童にまで処方する医師が増えていることである。六歳未満の子どもに対するこの薬の処方は認可されていないにもかかわらず、二歳から四歳までの子どもに処方された割合は、一九九一年から一九九五年の間に約三倍に増加した。[23]

リタリンは、医療目的にも医療外の目的にも——つまり、ADHDを治療するためにも、競争の中で少しでも優位に立つことを願う健康な子どものパフォーマンスを向上させるためにも——役に立つことから、その他のエンハンスメント技術がもたらすのと同様の道徳的ジレンマ

第三章　設計される子ども、設計する親

を提起する。そうしたジレンマがどのように解消されようが、このリタリン論争を取り巻く文化的背景を、一世代前の（マリファナやLSDなどの）ドラッグ論争を取り巻くそれと比べてみると、隔世の感がある。リタリンやアデラールは、六〇年代や七〇年代のドラッグとは異なり、くたばるためのものではなく頑張るためのもの、世界を見守りそれを受け入れるためのものではなく、世界を形取りそれに合わせ込むためのものである。かつて、医療外目的の薬物使用は、「娯楽的」（recreational）使用と言われてきた。だが、もはやそうした物言いは適切でない。エンハンスメント論争の中で槍玉に挙げられるステロイドや興奮剤は、娯楽の素ではなく社会への追従に向けた試み、すなわち、自らのパフォーマンスを改善し、自らの性質を完全化せよという競争社会から突きつけられる要求への、ひとつの対処法なのである。こうしたパフォーマンス要求や完全化要求は、所与のものに対して痛罵を浴びせてやろうという衝動を掻き立てるものである。エンハンスメントに伴う道徳的問題の最奥に潜んでいるのは、それなのである。

人々が子どもの改善や自己改善を試みる場合でも、遺伝子増強とその他の手段の間には明確な一線が引かれるという意見もある。確かに遺伝子操作は、その他のパフォーマンス向上手段や成功追求手段に比べて、何かしらよりいっそう悪い——より侵襲的な、より邪悪な——ところがあるように思われる。だが、道徳的観点から見れば、その相違に見かけほどの重要性はない。

生物工学は、熱心な親が子どもを形作り形取るその他の方法と精神面では類似しているという主張も、ある意味では正鵠(せいこく)を得ている。だが、そのような類似性があるからといって、子どもの遺伝子操作を支持する理由が与えられるわけではない。むしろ、その類似性は、ローテクとはいえ子どもへの多大な圧力となるような、通常受け入れられている子育て慣行に疑問を投げかける理由を与えている。今日巷(ちまた)に溢れている親の過干渉が表わしているのは、贈られものとしての生という感覚を見失った支配や統御の、気がかりなほどの過剰さである。そこには優生学の不穏な足音が忍び寄ってくる。

# 第四章　新旧の優生学

優生学は、人類の遺伝子組成を改善しようという大いなる野心に満ちた社会運動であった。「健全な誕生」を意味するこの用語は、一八八三年にフランシス・ゴルトン卿によって造られた。ゴルトンはチャールズ・ダーウィンのいとこにあたり、遺伝の研究に統計的手法を持ち込んだ人物である。彼は、遺伝が才能や性格をも支配するという信念のもと、「数世代連続して相手を選んで慎重な結婚を続ければ、人よりもずっと優れた才能を持つ人種を生み出す」ことが可能になると考えた。彼は、優生学が「新たな宗教のように、国民の意識の中に吹き込まれる」べきだと主張し、才能ある人は優生学的な目標を念頭に置いて伴侶を選ぶよう、推奨したのであった。いわく、「大自然が無計画に、時間をかけて、しかも無慈悲に成し遂げてきたことを、人間は先見

の明を持ちながら、素早く、しかも親切にやってのけられるだろう……われわれの血統の改善は、試みるに値する最高の目標のひとつであるように、私には思われる」。(3)

## 旧来の優生学

ゴルトンの見解は米国へと波及し、二十世紀初頭におけるひとつの国民的運動を煽り立てた。一九一〇年、生物学者にして優生学の伝道師であったチャールズ・B・ダヴェンポートは、ロングアイランドのコールドスプリングハーバーに優生記録局を開設した。この記録局の使命は、全米中の刑務所や病院、救貧院や精神病院に現地調査員を派遣し、いわゆる精神薄弱者の遺伝的背景にかんする調査およびデータ収集をおこなうことにあった。その意図するところは、ダヴェンポートの言を借りれば、「全米にわたる人間の原形質の膨大な血統」*1 のカタログ作りにあった。(4)ダヴェンポートは、こうしたデータが収集されることにより、遺伝的不適者の生殖を予防する優生学の試みに基盤が与えられると期待していたのである。

欠陥のある原形質を国民から除去しようとする伝道活動は、人種差別主義者や変わり者による非主流の運動などではなかった。事実、ダヴェンポートの事業を助成していたのはカーネギー財

## 第四章　新旧の優生学

団や、鉄道王の夫からユニオン・パシフィック鉄道を遺贈されたE・H・ハリマン夫人、ジョン・D・ロックフェラー二世らであった。当時の主導的な進歩的改革者たちもまた、優生学という大義を軒並み支持していた。例えば、セオドア・ルーズベルトは、ダヴェンポートに宛てた手紙の中で次のように書き記している。「いつの日か、われわれは認識するようになるだろう。自分たちの血を後世へと受け継ぐのは、優れた種類に属する善良な市民にとって至高かつ不可避の義務であるということを。そして、劣った種類に属する市民を長々とのさばらせておいてはならないということを」。フェミニズムの先駆者であり産児制限運動家であったマーガレット・サンガーもまた、優生学の支持者であった。いわく、「適者からより多くの子どもを、不適者からより少ない子どもを――これが産児制限の主たる目的である」。

優生プログラムの中には、奨励的・教育的なものも存在した。アメリカ優生協会は、全米各州の農畜産物品評会で、家畜品評会に並ぶ「優良家族」コンテストを開催していた。コンテスト出場者は家族の優生学的経歴を提出し、医学的検査や心理テスト・知能テストを受ける。そして、もっとも優良な家族に対してトロフィーが贈呈された。一九二〇年代には、米国内三百五十校に及ぶカレッジや大学で優生学が開講され、素質に恵まれた若者たちに対して自らの生殖上の責任を自覚するよう、警告が発せられていた。

しかし、優生学運動にはもっと苛酷な側面も見受けられた。優生学の擁護者らは、望ましくない遺伝子を持つ人々による生殖を法律で禁止すべくロビー活動を展開し、一九〇七年にはインディアナ州で、精神病患者や囚人や貧民への強制断種を規定した初めての法律が採択された。最終的には、二十九の州で強制断種法が採択され、遺伝的に「欠陥のある」六万人以上のアメリカ人が断種された。

一九二七年には、悪名高いバック対ベル裁判の判決において、連邦最高裁が断種法の合憲性を支持した。この判決の当事者であるキャリー・バックは十七歳の未婚の母であったが、精神薄弱のためにヴァージニア州の施設に収容され、断種命令が下されていた。オリバー・ウェンデル・ホウムズ判事は、断種法を八対一で支持した多数意見の中で次のように記している。「われわれは、時として公共の利益はもっとも優れた市民に対して生命の犠牲すら要求することを、少なからず目の当たりにしてきた。にもかかわらず、すでに国家の力を弱めてきた人々に対してはわずかな犠牲をも要求できないというのは、奇妙と言わざるをえない……ワクチンの強制接種を認める法理は、輸卵管切除に対しても十分適用可能である。子孫のならず者が罪を犯して処刑されたり、精神薄弱ゆえに餓死したりするのを座して待つのではなく、不適者であることが明白な人々の種の継続を社会が防止できるのであれば、そのほうが社会全体にとっては望ましい」。ホウム

## 第四章　新旧の優生学

ズは、キャリー・バックの母親と、おそらくはキャリーの娘にも精神的欠陥があることが判明しているという事実に言及したうえで、次のような結論を下している。「三世代にわたる精神薄弱は、断種を正当化するに十分な理由である」(8)。

ドイツでは、米国の優生学的立法への賛同者としてアドルフ・ヒトラーが現われた。ヒトラーは『わが闘争』の中で、次のような優生学的信条を述べている。「欠陥のある人間が、同じように欠陥のある子孫を生殖することを不可能にしてしまおうという要求は、もっとも明晰な理性の要求であり、その要求が計画的に遂行されるならば、それこそ、人類のもっとも人道的な行為を意味する。その要求は幾百万の不幸な人々をして不当な苦悩から免れさせるだろうし、結果として、一般的な健康増進をもたらすだろう」(9)。一九三三年にヒトラーが政権を掌握すると徹底した優生断種法が制定されたが、それに対して米国の優生学者らは喝采の声を挙げた。コールドスプリングハーバーにある優生記録局の刊行物『優生学ニュース』ではこの法律の逐語訳が公刊され、米国の優生学運動の中で提唱されてきた断種法モデルとの類似性が誇らしげに語られた。優生学の気運が盛り上がっていたカリフォルニア州では、一九三五年に『ロサンゼルスタイムス・マガジン』誌の中で、ナチスの優生政策に対する楽観的な記事が掲載された。「不適者を断種せよ」──ヒトラー発言の真相に迫る」という快活な見出しで始まるこの記事には、次のように記さ

71

れている。「おそらくここには、米国や他の国々にとってほとんど批判する余地のない、新生ドイツの一側面が見出されるのではなかろうか」⑩。

最終的にヒトラーは、断種に始まった優生政策を大量殺人や大虐殺にまで推し進めていった。こうしたナチスによる残虐行為が報道されたことにより、第二次世界大戦の終了までには米国の優生学運動も退潮を余儀なくされた。一九四〇・五〇年代には非自発的な断種の件数も減少したが、一部の州では七〇年代に至るまで断種が引き続き実施されていた。ジャーナリズムによる調査を通じて過去の優生政策の残虐性が明るみにされると、二〇〇二年と二〇〇三年にはヴァージニア、オレゴン、カリフォルニア、ノース・カロライナ、サウス・カロライナの各州で、州知事が強制断種の被害者に対して公式に謝罪を表明した⑪。

今日の遺伝子操作や遺伝子増強にかんする議論にも、優生学の暗い影が落ちている。遺伝子操作の批判者によれば、ヒトクローンの作製やエンハンスメント、デザイナー・チルドレンの探求は、「民営化」優生学、「自由市場」優生学にほかならない。他方、エンハンスメントの擁護者に言わせれば、強制されていない自由な遺伝子の選択は優生学とは別物であり、少なくとも優生学という言葉に含まれる侮蔑的な意味合いは当てはまらない。彼らによれば、強制的でさえなければ、優生政策を厭わしくする要素はなくなってしまうというのである。

優生学の教訓を総括する作業は、エンハンスメントの倫理に取り組むさいのひとつの手段となる。確かに優生学はナチスによって汚名を着せられた。だが、正確には優生学のどこに問題があるのだろうか。優生学が批判に値するのは、それが強制的な場合にかぎられるのだろうか。ある いは、たとえ強制的な手段ではなくとも、次世代の遺伝子組成を制御することには何かしら問題 があるのだろうか。

## 自由市場優生学

　強制には至らないような近年の優生政策について考えてみよう。一九八〇年代にシンガポール首相リー・クアンユーは、高学歴のシンガポール人女性が産む子どもの数が低学歴の女性に比べて少ないことを懸念していた。いわく、「こうした不均衡な生殖活動が続くのであれば、われわれは現在の水準を維持することができなくなるだろう」。彼が恐れていたのは、次世代に「才能ある人々が涸渇」してしまうことであった(12)。そこでシンガポール政府は、涸落に歯止めをかけるべく、大卒者による結婚や出産を奨励する数々の政策——国営のコンピュータデートサービス、高学歴女性の出産を推進するための経済的支援、大学のカリキュラムとして組み込まれた恋愛指

南講座、独身の大卒者を対象とした「ラブ・ボート」クルージング〔船上お見合いパーティ〕の無償提供など——を打ち出した。それと同時に、高校も卒業していない低所得女性に対しては、低価格アパート入居の頭金四千ドルが提示された——ただし、不妊手術を受けるという条件付きで。

シンガポールの政策は、優生学に自由市場という新手のアプローチをもたらした。疎ましい市民に断種を強いるのではなく、金を支払うことで断種を仕向けたのである。従来型の優生計画に道徳的嫌悪感をおぼえる人々は、この任意型にもきっと当惑を感じるだろう。批判のひとつとして、四千ドルの誘引は、特に貧困によって人生の見通しを狭められている女性にとってはほとんど強制と変わりがない、というものが考えられるかもしれない。あるいは、次のような批判も考えられるだろう。すなわち、エリート層へのラブ・ボートクルージングの提供ですら一種の集産主義的計画にほかならない、というのも、たとえ国家による圧制や監視の眼はなくとも、それは人々が自分自身で自由に決めてしかるべき、生殖にかんする選択に干渉しているからだ、と（実際これらの政策は、シンガポール人女性には不人気であったらしい。お国のために「繁殖」を促されるのは腹立たしいことだったのだ）。だが、優生学は、これらとは別の根拠からも批判可能である。たとえ強制が伴わない場合でも、自らの子孫の遺伝的特徴を、個人的であれ集合的であれ、意図的に計画して定めようとする野心には、何かしらの問題がある。今日このよう

第四章　新旧の優生学

な野心が見受けられるのは、国家が支援する優生政策の中というよりも、これから生まれる子ども の種類を親が選択することを可能にするような、子作り慣行の中であろう。

フランシス・クリックとともにDNAの二重らせん構造を発見した生物学者ジェイムズ・ワトソンは、国家による強制ではなく自由な選択に基づくかぎりにおいて、遺伝子操作や遺伝子増強(エンハンスメント)には何の問題もないと考えている。とはいえ、ワトソンにとっての選択という物言いは、旧来の優生学的な感性とは相容れないものではない。事実、近年ワトソンは、ロンドンのタイムズ紙上で次のように語っている。「もしあなたが本当におバカさんなのだとしたら、私ならそれを病気と呼ぶところです。小学校でさえついていけない本当に問題のある下位一〇パーセントの人々は、何が原因でそうなっているのでしょうか。多くの人は、「やはりそれは、貧困とかそうした類のものなのでは」などと言いたがるのでしょうが、おそらくそれは誤りです。だからこそ私は、その原因となっているものを取り除きたいと思うのです。下位一〇パーセントの人を救うためにも」。⑮

その数年前に、ワトソンは、もし同性愛の遺伝子が発見されたとすれば、同性愛の子どもを望まない妊婦は、そうした遺伝子を持つ胎児を自由に中絶できてしかるべきだと発言し、物議を醸しした。この発言が騒動を巻き起こすと、彼は、何も自分は同性愛者を狙い撃ちにしたのではなく、

75

ひとつの原則を主張していたのだと反論した。その原則とは、遺伝子についてのいかなる好みからであれ——検査の結果として判明するのが、生まれてくる子どもの失読症であれ、音楽の才能の欠如であれ、バスケットボールの選手になるには背が低すぎることであれ——女性は自由に胎児を中絶できてしかるべきだ、というものである。

ワトソンの思い描くシナリオは、あらゆる中絶を言語道断の罪悪とみなすプロライフ派の中絶反対論者に対しては、何ら特別な打撃を与えない。だが、こうした胎児の生存権擁護という立場に与しない人々にとっては、ワトソンのシナリオは厄介な問題を提起する。というのも、同性愛の子どもや失読症の子どもの出生を回避するために中絶するという発想がもし道徳的に悩ましいのであれば、たとえ強制が伴わない場合でも、優生学的な好みからなされる行動には何かしら問題があるということにはならないだろうか。

あるいは、卵子売買や精子売買のことを考えてもらいたい。人工授精の普及により、これから子どもを持つ予定の親は、自分の子どもに持っていてもらいたい遺伝的形質を備えた配偶子〔卵子・精子〕を買い求めることも可能である。確かにこれは、クローンや着床前遺伝子診断に比べれば、子どもの設計手段としてはさほど信頼性が高くない。だが、これは、旧来の優生学が今日の消費者主権の風潮との邂逅(かいこう)を果たしたさいに、子作り慣行がどうなるのかの好例を示している

## 第四章　新旧の優生学

　例えば、身長五フィート一〇インチ〔約一七八センチメートル〕以上、運動が得意で、大きな家族病歴がなく、SATの総得点が千四百点以上の若い女性の卵子に対して五万ドルの支払いを提示した、アイヴィー・リーグの学生新聞紙上に掲載された広告のことを思い出してもらいたい。もっと最近の話で言えば、ファッションモデルの卵子のオークションサイトもウェブ上に立ち上げられている。このサイトではファッションモデルの写真が公開されており、その開始時価格は一万五千ドルから十五万ドルにまで及んでいるのである。⑰
　卵子売買が道徳的に見て問題だとすれば、それはどのような根拠によるのだろうか。誰も売買を強制されてはいないのだから、それは強制であるがゆえの不正さではありえない。貧しい女性には拒み切れないほどの大金が提示されることで、そうした女性が搾取されることを不安に思う人もいるだろう。だが、もっとも高値がつく卵子の採取元はエリート層の人々であり、貧しい人々ではないだろう。したがって、もしわれわれが極上卵子の売買に対して道徳的な不安を感じるのならば、それこそ、優生学への懸念は選択の自由によって解消されないことの証にほかならない。
　その道徳的不安の理由を説明するには、二つの精子バンクの話が役に立つ。米国の精子バンクの先駆けのひとつであるレポジトリー・フォー・ジャーミナル・チョイス社は、営利目的の企業

ではなかった。同社は、一九八〇年に、世界の「生殖質」の改善と「堕落した人類」の増加阻止に一身を捧げた優生主義的な慈善家、ロバート・グラハムによって開設された。彼の目論見は、ノーベル賞を受賞した科学者の精子を収集し、精子提供者を探している女性にそれを利用させることで、超天才児を生み出すことにあった。だが、こうした奇怪な計画のためにノーベル賞受賞者からの精子提供を募る作業は難航を極め、最終的には、将来を嘱望される若い科学者からの精子提供に落ち着いた。もっとも、この精子バンクは一九九九年に閉鎖されている。

グラハムの精子バンクとは対照的に、世界屈指の精子バンクのひとつであるカリフォルニア・クライオバンク社は、営利目的の会社である。しかし、同社は優生学的な使命を帯びているわけではない。同社の創業者のひとりであるキャピー・ロスマン博士は、グラハムの優生思想に対して侮蔑以外の念を抱いていない。とはいえ、クライオバンク社が募る精子提供者に求められている水準は、グラハムにも負けず劣らず厳しいものである。クライオバンク社は、マサチューセッツ州ケンブリッジのハーバード大学とマサチューセッツ工科大学の間の地点と、スタンフォード大学に程近いカリフォルニア州パロアルトに、オフィスを構えている。同社は学生新聞に精子提供者の募集広告を掲載している（そこでは月額最高九百ドルの報酬が提示されている）が、応募者の中で実際に採用されるのは三パーセントにも満たない。

第四章　新旧の優生学

クライオバンク社が売りにしているのは、精子の仕入先の素晴らしさである。同社の精子提供者カタログには、提供者各人の人種や大学での専攻だけでなく、各人の身体的特徴についても詳細な情報が記載されている。利用希望者は追加料金を支払えば、精子提供者の気質や性格のタイプを査定した検査結果を購入することもできる。ロスマンによれば、クライオバンク社にとって理想の精子提供者とは、大卒で身長六フィート〔約一八三センチメートル〕、髪はブロンドで瞳は茶色、笑顔にはえくぼも愛らしいような人である――もっとも、それは同社がこうした特徴を普及させようとしているからではなく、こうした特徴に顧客の要望が集まるからにほかならない。ロスマンいわく、「もしお客様が高校中退者の精子をお望みであれば、私どもとしては、高校中退者の精子の提供もやぶさかではございません」[21]。

必ずしもすべての人が精子売買に反対しているわけではない。だが、ノーベル賞精子バンクの優生学的な側面を悩ましく思う人は、消費者志向のクライオバンク社に対しても同様に悩ましい思いを抱くことだろう。結局のところ、あからさまな優生学の目的に則した子どもの設計と、市場の要請に則した子どもの設計との間には、道徳的に見てどのような違いが認められるだろうか。目的が人類の「生殖質」の改良にあれ、顧客満足の実現にあれ、子どもを意図的な設計による産物へと化している点では、どちらも優生主義であることに変わりはないのである。

## リベラル優生学

ゲノム時代に至って復活を果たした優生学的な言説は、エンハンスメントに反対する批判者側からだけでなく、擁護者側からも聞かれる。英米圏の政治哲学におけるある有力学派の人々は、新たな「リベラル優生学」の必要性を説いているが、そこで彼らが意味しているのは、子どもの自律を制限することのない非強制的な遺伝子増強である。例えば、ニコラス・アガーによれば、「昔ながらの権威主義的な優生主義者が、中央集権的に設計された単一の枠組みを通じて国民を創り出す方法を模索していたのに対して、新たなリベラル優生学は国家の中立性をその顕著な特徴としている」[22]。政府が親に対してどのような種類の子どもを設計すべきかを指図することは許されておらず、子どもの人生計画の選択に偏りを与えることなく子どもの能力を改良するような性質だけにかぎり、親が子どもに操作を加えることも許されるのである。

四人の生命倫理学者、アレン・ブキャナン、ダン・W・ブロック、ノーマン・ダニエルズ、ダニエル・ウィクラーの共著による遺伝学と正義にかんする近年の文献の中でも、類似の見解が示されている。それによると、「優生学の悪評」は、「将来の優生プログラムの中では回避可能かも

第四章　新旧の優生学

「しれない」。旧来の優生学の問題点は、弱者や貧困者ばかりが、正義に反して差別されたり断種されたりするなど不均衡に負担を背負わされていたことにある。だが、この生命倫理学者らによれば、遺伝子改良に伴う利益と負担が公平に分配されるかぎり、優生学的な措置は反対する余地のない事柄なのであり、またそれは、道徳的に要求される事柄にすらなるかもしれないのである[23]。

法哲学者のロナルド・ドゥウォーキンもまた、リベラル型の優生学を擁護している。ドゥウォーキンによれば、「将来の人類を長命にしたり、より有能で優れたものとさせたりするような野心」には、何ら問題はない。「それどころか、神を演じることが、一所懸命に人類という種を改善しようとすることを意味したり、これまでに長い年月にわたって神が意図的に、あるいは自然が盲目的に進化させてきたものをわれわれの意図的な設計の中でさらに改善しようとする決意を意味したりするのであれば、倫理的個人主義の第一原理はこうした努力を命じる」という[24]。リバタリアン哲学者ロバート・ノージックは、単一の設計を社会全体に押し付けるのではなく、親が注文どおりに子どもを設計できるような「遺伝のスーパーマーケット」を提唱している。ノージックによれば、「このスーパーマーケット・システムには、将来の人間類型を決める中央の決定を伴わないという点で、大きな利点がある」[25]。

ジョン・ロールズの古典的著作『正義論』（一九七一年）の中にさえ、リベラル優生学への支持

を示すくだりが見出される。ロールズによれば、遺伝上のめぐり合わせから生じる利益や負担を分け合うことが合意されているような社会の中ですら、「より大きな生来の資産をもつことは、各人のためになる。それによって各人は、自らが望む人生計画を追求することが可能になるからである」。社会契約の当事者は、「自らの子孫のために最善の遺伝的資質を確保してやりたいと考える（ただし、自分自身の資質については固定されていると仮定した場合であるが）」。したがって、優生政策はたんに許容されるだけにとどまらず、正義の問題として要求されさえする。「かくして、社会は時間をかけて、少なくとも生来の能力の一般水準を維持し、深刻な欠陥の蔓延を防止するための方策を講じるべきである」(26)。

　リベラル優生学は旧来の優生学に比べて危険性が低いものの、同時に理想主義的な色合いも薄らいでいる。二十世紀の優生学運動は、さまざまな愚行や暗部も見受けられるとはいえ、人類の改善や社会全体の集合的な福祉の促進へと向けられた熱意から生まれたものである。それに対してリベラル優生学は、個人の枠を越え出るような野心からは距離を置いている。それは社会改革を目指した運動ではなく、恵まれた親が自分の望みどおりの子どもを持ち、競争社会を勝ち抜けるよう子どもに武装させるためのひとつの手段なのである。

　だが、このように個人の選択が強調されているにもかかわらず、リベラル優生学には当初の見

82

第四章　新旧の優生学

かけとは裏腹に、国家による強制の意味合いも多分に含まれている[27]。エンハンスメントの擁護者は、教育を通じた子どもの知的能力の改善と遺伝子改変を通じた改善との間に、いかなる道徳的差異も認めない。リベラル優生学の観点からすれば、重要であるのはただ、教育も遺伝子改変も子どもの自律や「開かれた未来に対する権利」を侵害しないということだけである。強化対象とされる能力があくまでも「汎用的」な手段であり、またそれゆえ子どもに対して特定の職業や人生計画へのいかなる指示も与えないかぎりは、エンハンスメントは道徳的に許容されるのである。

しかし、子どもの（開かれた未来に対する権利を尊重しつつ）福祉を促進する義務が親にあるという前提に立つならば、そうしたエンハンスメントはただ許容されるだけではなく、義務となる。国家が子どもを学校に通わせるよう親に命令することができるのと同様に、国家は子どものＩＱを高めるのに（仮に安全性が確保されているとすれば）遺伝子技術を利用するよう、親に命令することができるのである。重要であるのは、強化される能力が「実質的にどのような人生計画を遂行するさいにも有用な、汎用的な手段であるということである……そうした能力が本当に汎用的な手段に近づけば近づくほど、国家がそうした能力の遺伝子レベルでの強化を奨励または命令さえすることに対する反論は、少なくなっていくだろう」[29]。順当に考えれば、リベラルな

「倫理的個人主義の原則」は、「将来の人類を長命にしたり、より有能で優れたものとさせたりする」ための努力を許容するにはとどまらず、そうした「努力を命じる」のである。それゆえ、結局のところリベラル優生学は、国家による強制を通じた遺伝子操作そうした操作のさいに設計対象とされる子どもの自律が尊重されることを否定しない。それはただ、

リベラル優生学は英米圏では数多くの道徳・政治哲学者からの支持を集めているものの、ドイツでもっとも傑出した政治哲学者ユルゲン・ハーバーマスは、それに反対の姿勢を示している。ハーバーマスは、ドイツにおける優生学の暗い過去に対する研ぎ澄まされた感覚から、医療外のエンハンスメント目的での胚の選別や遺伝子操作の使用に反対する立場で論陣を張っている。リベラル優生学に対する彼の反論が特に興味深いのは、その反論が完全にリベラルな前提に依拠しており、宗教的・神学的な観念に訴える必要性はないと彼が考えている点である。遺伝子操作に対する彼の批判は、「ポスト形而上学的思考の諸前提を放棄しない」が、そこで意味されているのは、いかなる特定の善き生の構想にも依存しないということにほかならない。すなわち、現代の多元主義的な社会の人々━マスはジョン・ロールズと意見を同じくしている。正義にかなう社会とは、そうしたは道徳や宗教にかんして異なった見解を抱いていることから、正義にかなう社会とは、そうした論争の中で特定の立場に与してはならないのであり、むしろ各人に対して、自分自身にとっての

84

## 第四章　新旧の優生学

善き生の構想を選択・追求する自由を認めなければならないのである[31]。

ハーバーマスによれば、子どもの選択や改善のために遺伝子に介入することが批判されるのは、それが自律や平等といったリベラルな原則を侵害するからにほかならない。遺伝的にプログラムされた人々は自らのことを「自分自身の歴史の唯一の著者」とみなすことができなくなるので、そうした介入は自らへの侵害となる[32]。また、そうした介入は、複数の世代にわたる「自由で平等な人格相互のあいだの原則的には対等な関係」を破壊することにより、平等を掘り崩してしまう[33]。こうした非対等性の一側面は、次のようにして説明可能である。すなわち、いったん親が子どもの設計者になってしまうと、親は不可避的に子どもの生に対する責任を背負い込むことになるが、そのような関係が相互性を保持することはまったくもってありえないのである[34]。

ハーバーマスは優生主義的な子育てに反対する点では正しいが、もっぱらリベラルな言葉を頼りとしてその反論を展開することができると考えている点で、誤りに陥っている。なぜなら、デザイナー・チルドレンもその遺伝的形質の点では、自然なやり方で生まれた子どもに負けず劣らず自律的であるというリベラル優生学の擁護者の主張も、正鵠を得ているからである。実際、優生学的な操作がおこなわれなければ、われわれは自らの遺伝的形質を自分自身で選択できるというわけでもないだろう。世代間の平等や相互性にかんするハーバーマスの懸念に対して、リベラ

85

ル優生学の擁護者は次のように回答することができる。すなわち、確かにそうした懸念も正当ではあるが、それは遺伝子操作にのみ特異に該当する事柄ではない。三歳からずっとピアノの練習を子どもに強いている親や、明け方から夕暮れまでテニスボールを打ち返すことを子どもに強いている親もまた、子どもの生に対する一種の制御を行使しているのであり、そうした関係が相互性を保持することはまったくもってありえない。となれば、やはり問題になるのは、遺伝的にであれ環境的にであれ、親の介入によって子どもの自分自身の人生計画を選択する自由が台無しにされるかどうかなのだ、と。

自律や平等の倫理では、優生学の何が問題であるのかを説明することができない。もっとも、ハーバーマスの議論にはさらに続きがあり、そこではリベラルな、あるいは「ポスト形而上学的」な考察という限界を超えた事柄にまで踏み込むくらいの、いっそう立ち入った議論が展開されている。それは、「自己の自由というものは、その性質上われわれには手の届かないようなものとの関連において体験される」という見解である。われわれが自らのことを自由と考えるためには、自己の拠って来るところを「人間の手の届かない原初」にまで、換言すれば、「他の人格には手が届かない神や自然のような存在」に由来する原初にまで、遡らせられなければならないというのである。続けてハーバーマスは次のような事柄を示唆している。すなわち、生誕の「自

86

## 第四章　新旧の優生学

然性なるものでも、人間の操作による変更の不可能な原初という概念の上で必要な役を果たすには、十分である。こうした問題連関を哲学はこれまで滅多に扱ってこなかった」。ハーバーマスの見立てでは、その例外となるのがハンナ・アーレントの著作である。アーレントにおいては、「出生性」(natality)、すなわち人間は製作されることなく生まれいずるという事実こそが、人間が行為の発動者たりうるための条件とみなされているのである。[35]

ハーバーマスが「われわれには手の届かない生の原初の偶然性と、自らの生に倫理的な容貌を与える自由との結びつき」[36]を主張するとき、そこには何か重要な洞察が示されているようにも思われる。彼にとってこの結びつきが重要であるのは、遺伝的に設計された子どもが、偶然で人格の関与しない原初から生まれた子どもとは異なる仕方で見守られ、他の人格（設計する親）に従属することになる理由を、説明してくれるからにほかならない。[37]だが、われわれの自由が「人間の操作による変更の不可能な原初」と緊密に関連しているという考えは、もっと広範な含意も認められる。子どもの自律に対する影響がどうであれ、偶然性を払い除けたい、生誕の神秘を支配したいという衝動は、設計する親を駄目にし、無条件の愛という規範によって統制されるはずの子育てという社会慣行を堕落させてしまうのである。

こうしてわれわれは再度、被贈与性の観念へと引き戻されることになる。たとえ優生主義的な

子育てが子どもを害したり子どもの自律を損なったりすることはないとしても、そこには批判の余地が残されている。というのは、優生主義的な子育ては、世界に対するある種の姿勢——人間の能力や優秀さが持つ被贈与的性格を見失わせ、所与との絶え間なき交渉に存するはずの自由の一部を喪失させるような、支配や統御の姿勢——を表わしており、またそうした姿勢をはびこらせてしまうからである。

# 第五章 支配と贈与

優生学と遺伝子操作が問題となるのは、それらが被贈与性に対する意志の、崇敬に対する統御の、見守りに対する形取りの一方的な勝利を宣言してしまうからこそである。しかし、こんなふうに思う人もいるかもしれない。なぜわれわれは、この勝利に思い悩まなければならないのか。なぜわれわれは、エンハンスメントに対する不安をまったくの迷信として斥けてはならないのか。仮にバイオテクノロジーがわれわれの被贈与性の感覚を打ち砕いたとして、それで何が失われてしまうのだろうか。

## 謙虚、責任、連帯

上の問いに対する回答は、宗教的観点からすれば明白である。すなわち、われわれの才能や能力は完全に自分自身のおこないに由来しているという信念は、天地創造の中での人間の立ち位置を誤解しており、人間の役目と神の役目を混同しているのだ、というわけである。だが、被贈与性を気にかけなければならない理由は、宗教だけに求められるわけではない。ここでの道徳的問題は、世俗的な言葉で表現することもできる。もし遺伝学革命によって、人間の能力や偉業の被贈与的性格に対するわれわれの謝意が蝕まれていくならば、われわれの道徳の輪郭を形作っている三つの主要な特徴、すなわち、謙虚、責任、連帯に、変容がもたらされると考えられるのである。

とかく支配と制御がもてはやされる世の中において、子育ては謙虚さを学ぶ格好の機会である。われわれは子どものことを深く気遣っているものの、われわれの望みどおりの性質を子どもが備えるように選ぶことはできない。この事実を通じて、親は招かれざるものへの寛大さを教えられるのである。そうした寛大さは、たんに家族の内部だけでなく、より広範な世界の中でも受け入

第五章　支配と贈与

れてしかるべき性向である。それによってわれわれは、不測の事態を引き受け、不和を耐え忍び、制御への衝動を抑え込むことが可能となる。もし映画『ガタカ』のような世界が到来し、親が子どもの性別や遺伝的形質を決めることも当たり前になったとすれば、それは招かれざるものへの包容力を失った、ゲーテッドコミュニティの拡大版のような世界になることだろう。

自己改善を目的とした遺伝子操作が当たり前になった場合でも、やはり謙虚さの社会的な基盤は掘り崩されていくことだろう。自らの才能や能力は完全には自分自身のおこないに由来していないという認識こそが、われわれが自惚(うぬぼ)れへと陥る傾向を抑制するのである。もし「自ら創り出す人間」(self-made man) という神話が生物工学によって現実化したとすれば、われわれの才能とは感謝すべき贈られものではなく、自らに責任のある偉業にほかならない、とわれわれは考えるようになるだろう（むろん、遺伝子増強(エンハンスメント)を通じて生み出された子どもでも、自らの性質にかんして自分に責任があるというよりは、相変わらず感謝しなければならないことになるだろう。もっとも、その感謝する相手は、自然や偶然や神よりもむしろ親になるだろう）。

遺伝子増強は努力や闘志を蹂躙(じゅうりん)し、人間の責任を蝕んでしまうものだとされることもある。謙虚さが道を譲ると、責任は恐ろしいほど拡大していく。われわれはより多くの物事を、偶然のせいではなく選択のせいにするだが、本当の問題は、責任の侵蝕というよりもその増殖にある。

ようになる。親は、子どものために適切な性質を選び取ること／選び取らないことに対して、責任を負うようになる。スポーツ選手は、自分のチームの勝利に貢献するような才能を獲得すること／獲得しないことに対して、責任を負うようになるのである。

われわれは、自らのことを自然や神や運命の賜物とみなしているからこそ、自らがどのような存在であるかについて、完全には責任を負わずに済んでいる。われわれが自らの遺伝的資質に対する支配者になればなるほど、自らに備わる才能や自らのパフォーマンスのあり方に対するわれわれの責任は大きなものとなる。目下のところ、バスケットボール選手がリバウンドを取り損なったさいにコーチが責めるのは、選手が適切な位置取りをしていなかったことだけだが、やがては選手の身長が低すぎることが責められるようになる日も来るかもしれない。

現在においてすら、プロスポーツ内でのパフォーマンス向上薬物利用が増加するに従い、選手どうしがお互いに抱く期待も変わりつつある。かつては、打線の援護に恵まれずに勝利できなかった場合、先発投手はただ自らの運の悪さを罵りそれを甘んじて受けるしかなかった。最近では、アンフェタミンやその他の興奮剤の利用が広く普及していることから、そうした薬物を摂らずにグラウンドに現われる選手は「丸腰でプレーしている」として、非難の的になる。近年メジャーリーグを引退した元外野手が『スポーツ・イラストレイテッド』誌上で語るところでは、パ

## 第五章　支配と贈与

フォーマンスを向上させずにプレーするチームメイトを非難するピッチャーが現にいるとの話である。「他の選手が丸腰で試合に臨んでいることをその先発投手が知ろうものなら、どうしてすべてを出し尽くしてくれないんだと、怒り心頭さ。他の選手が試合前にちゃんと薬をキメてるかどうか確かめたがるんだよ、この大投手様ときたら」。

責任の増殖とそれが生み出す道義的重責は、出生前遺伝子検査の使用に伴って発生した、規範の変化にも見出される。以前ならば、ダウン症児の出生は偶然性の問題であった。ところが今日では、ダウン症やその他の遺伝的障害を持つ子どもの親の多くが、周囲からの非難や自責の念を感じている。以前ならば運命によって決まるとされていた領域が、今では選択の舞台になっているのである。どのような遺伝子疾患ならば妊娠の中断（着床前遺伝子診断の場合には、胚の選別と廃棄）も正当化されるかについては、さまざまな意見があるだろう。だが、そうした意見の相違にかかわりなく、遺伝子検査の登場により、以前には存在しなかった決定責任が生じているのである。確かにこれから親になろうとする人々には、出生前検査を受けるかどうか、検査結果に従った行動をとるかどうかを選択する自由が残されている。だが、彼らは、この新たな技術が生み出した決定責任を逃れる自由はない。実際のところ彼らは、新たな制御の慣行に伴って発生した責任の拡大構図に巻き込まれることからは、免れえないのである。

プロメテウス的衝動には強い伝染力がある。スポーツにおいても子育てにおいても、そうした衝動は人間らしい経験の被贈与的側面を揺るがし、それを蝕んでいく。パフォーマンス向上薬物が当たり前のものになってしまえば、パフォーマンス向上していない野球選手は、自分が「丸腰でプレーしている」と思うようになる。遺伝子選別が妊娠時における所定の手順の一部となってしまえば、選別を慎む親は「向こうみず」とされ、子どもにふりかかるあらゆる遺伝的欠陥に対する責任を負わされることになる。

皮肉なことに、自分自身や子どもの運命に対する責任が増殖するにつれて、自分よりも不幸な人々との連帯の感覚は薄れていく可能性がある。われわれが自らの境遇の偶然的な性質に自覚的であればあるほど、われわれには他人と運命を共有すべき理由が認められるのである。例えば、保険のことを考えてもらいたい。人々は、いつ何時さまざまな病気に襲われるか分からないからこそ、健康保険や生命保険を購入することによってそうしたリスクを負担し合う。人生の大団円を迎えたとき、健康な人々は健康でない人々の家族に助成金を与えていたことになる。結果としてみれば、十分に天寿を全うした人々はそうでない人々の家族に助成金を与えていたことになる。相互扶助の責務を負っているということは、そこには期せずして相互扶助が成り立っているのである。

相互扶助が伴わずとも、人々はリスクや資源を負担し合い、お互いに運命を共有し合っているのである。

第五章　支配と贈与

だが、保険市場が連帯という営みの模倣となるのは、人々が自らにとってのリスク要因を知るすべを持たない場合や、そうした要因を制御するすべを持たない場合にかぎられる。仮に、遺伝子検査が進歩を遂げ、各人の病気の予測や余命の計算がかなり正確にはじき出せるようになったとしよう。その場合、健康や長寿に自信のある人々はリスクの相互負担から降りるという選択をするだろうし、その結果として、病気を運命付けられている人々との保険料の相互負担から逃げ出すとだろう。よい遺伝子を持つ人々が、悪い遺伝子を持つ人々の保険料の相互負担から飛躍的に増大することようになると、保険の連帯的な側面は消失することだろう。

近年、保険会社がリスク査定や保険料設定のために遺伝情報を利用するのではないかという懸念から、健康保険上の遺伝子差別を禁止する法案が連邦上院で可決された(3)。だが、それに比べれば実感に乏しいとはいえそれよりもいっそう危惧されるようになると、社会連帯に必要とされる道徳感情が育まれにくくなることである。遺伝子増強が当然のように実施されるようになると、社会連帯に必要とされる道徳感情が育まれにくくなることである。

結局のところ、どうして成功者は、社会のもっとも恵まれない人々に対して、何らかの責務を負わなければならないのか。この問いに対するもっとも説得力のあるひとつの回答は、被贈与性の観念に依拠するところが大きい。成功者に繁栄をもたらした生来の才能は、自分自身のおこないにではなく、遺伝上のめぐり合わせという運のよさに由来している(4)。もしわれわれの遺伝的資

95

質が天賦の才という贈られものにすぎず、われわれが自らの功績を主張できるような偉業などではないとすれば、市場経済の中でそうした遺伝的資質を用いることで獲得された報酬のすべてが自分のものだと考えるのは、誤りであり自惚れである。それゆえ、われわれは、自らには何の落ち度もないにもかかわらずわれわれと同等の天賦の才には恵まれなかった人々と、この報酬を分かち合う責務を有しているのである。

このように考えてみると、連帯と被贈与性との結びつきが明らかになる。われわれの天賦の才は偶然なのだという強固な念——誰一人として自分自身の成功に対する完全な責任を有している者はいないのだという意識——こそが、成功は有徳さの証であり、裕福な人々よりもいっそう富の享受に値するがゆえに裕福であるのだという独善に似た思い上がりが、能力主義社会の中に醸し出されてくるのを防いでいるのである。

遺伝子操作を用いることで、遺伝上のめぐり合わせによる結果を覆し、偶然を選択に代えることが可能になると、人間の能力や偉業の被贈与的性格は薄らいでいくだろうし、おそらくはそれとともに、われわれが自らのことを運命共同体の一員として理解する能力も薄らいでいくだろう。成功者は、自分は自分で作り上げたもので、自己完結しているのだ、またそれゆえ、自分の成功は完全に自分の責任によるものだ、と今以上に考えるようになるだろう。社会の底辺にいる人々

第五章　支配と贈与

は、運に恵まれなかったがゆえに一定の補償を受けるに値する人々ではなく、ただ不適であるがゆえに優生学的な修復を受けるに値する人々とみなされることだろう。能力主義は、偶然による補正が働きにくくなることでよりいっそう厳しく、容赦のないものになるだろう。遺伝子にかんする完璧な知識を通して、保険市場に見受けられた連帯の似像に終止符が打たれるようになると、遺伝子に対する完璧な制御を通じて、人々が自らの才能や幸運の偶然性に思いを致すところから生まれる現実の連帯も蝕まれていくことだろう。

## 反論

私のエンハンスメント反対論は、少なくとも二つの反論を招き寄せる可能性がある。第一に、それは過度に宗教的な色彩を帯びているという批判があるだろう。第二に、それは帰結主義的観点から見れば説得力を欠いているという反論があるだろう。第一の反論が主張するのは、贈られたものという物言いには贈り主の存在が前提されているということである。もしその通りだとすれば、遺伝子操作や遺伝子増強に対する私の反論が宗教的な色彩を帯びてくることは免れない、というのである。⑤これに対して私は、生の被贈与性に対する謝意は宗教的な源泉にも世俗的な源泉

97

にも根差しうると主張したい。神こそが生という贈られものの源泉であり、生に対する崇敬は神に対する感謝の一形態であると考える人々がいるのは確かだが、生のことを贈られものとして理解したり、それに対して崇敬を抱いたりするのに、必ずしもこのような信念を抱いていなければならないわけではない。われわれは普段スポーツ選手の天賦の才とか音楽家の天賦の才について語るが、そのさい、この才能が神に由来しているなどという想定は置かれていない。われわれが意味しているのはただ、当該の才能がそのスポーツ選手や音楽家のおこないに完全には由来していないということ、そして、当人の感謝すべき相手が自然自身であれ、神であれ、幸運であれ、その才能は当人の制御の届かない資質である、ということなのである。

同様にして、人々はしばしば生の神聖さや、あるいは自然の神聖さについてすら語ることもあるが、だからといってこうした観念が、何らかの形而上学に強く裏打ちされたものとして抱かれているとはかぎらない。例えば、ある人が自然は神聖であると考えているときにそこで意味されているのは、古代人と同様、自然に対して畏怖を感じるとか、自然には重要な意味が銘打たれているとか、自然には天の意志が息衝いているということである。また、ユダヤ・キリスト教文化の系譜に連なる人々は、自然の神聖さは神による天地創造に由来するものと考えている。さらに別の人々は、自然はわれわれの思いのままに操ることの可能な対象でもなければ、われわれが欲

98

## 第五章　支配と贈与

するあらゆる使用法に開かれた対象でもないという意味で、自然は神聖であると考える。これらさまざまな神聖さの理解はすべて、自然やその中に生きとし生けるものに対してわれわれはたんなる道具以上の価値を見出すということ、そうでないわれわれの振る舞いは崇敬の欠如や尊敬の失敗の現われであるということを、主張している。だが、この道徳的命令は、単一の宗教的・形而上学的背景に依拠している必要はない。

これに対しては次のような再反論があるかもしれない。すなわち、たとえ非神学的な意味で捉えるにせよ、神聖さや贈られものといった観念がそれだけで成立することは究極的にはありえず、そこでは、たとえ十分には認識されていないにせよ一定の形而上学的な前提を借用して、それに依拠せざるをえないのではないか、と。これは、この場で解決を試みることの不可能なほど、深遠かつ難解な問題である。(6)しかし、ここで注意を払っておくべきは、ロックからカント、ひいてはハーバーマスに至るまでのリベラルな思想家たちが、自由はわれわれの制御の届かない起源や観点に依存しているという考えを受け入れていることである。ロックにとって、われわれの生命と自由は不可譲の権利であり、(自殺したり自らを奴隷として売却したりといった形で)譲渡の対象となるような自らの所有物ではない。カントにとってみれば、確かにわれわれは道徳法則の立法者であるものの、われわれには他人を搾取したり他人を物件として取り扱ったりする自由が

ないのと同様に、われわれには自らを搾取したり自らを物件として取り扱う自由はない。そしてハーバーマスにとっても、以前に確認したように、平等な道徳的存在者としてのわれわれの自由は、人間による操作や制御の及ばない起源を有していることに立脚している。これら不可譲・不可侵の権利という観念は、われわれにとって、必ずしも人間の生の神聖さにかんする宗教的な見方を信奉していなくとも理解可能である。同様にして、たとえわれわれが贈られるものの源泉を神にまで遡らせようが遡らせまいが、われわれにとって被贈与性という観念は理解可能であり、その道徳的な重みを感じることもできるのである。

第二の反論は、私のエンハンスメント反対論を狭義の帰結主義的な論証と解釈したうえで、その論証の欠陥を指摘するものである。その反論は、以下のような流れで展開される。生物工学が謙虚や責任や連帯に及ぼす影響の可能性を指摘することは、そうした徳を讃美する人々にとっては確かに説得力が認められるのかもしれない。だが、子どもや自分自身が競争の中で少しでも優位に立てるようにすることにもっと大きな関心を抱いている人々は、遺伝子増強が及ぼすと言われる社会制度や道徳感情に対する悪影響よりも、それによって得られる利益のほうが重要だと判定するかもしれない。さらに、たとえ支配への欲求が悪であることを前提として認めたとしても、個人がそれを追求することで、それを相殺するような何らかの道徳的な善――例えば、癌の治

第五章　支配と贈与

療法——が打ち立てられる可能性もある。とすれば、どうしてわれわれは、支配の「悪さ」のほうが、それによってもたらされる可能性のある善さよりもいっそう大きな重みを持つことは必定だ、などと考えなければならないのか。⑺

この反論に対する私の回答はこうである。そもそも私は、帰結主義的な考慮に基づいてエンハンスメント反対論を構築しているつもりはない——少なくとも、帰結主義という言葉が通常の意味で理解されるかぎりでは。私の反対論は、遺伝子操作の社会的費用のほうがその利益よりもいっそう大きな重みをもつ可能性が高いというだけで、遺伝子操作には問題があると主張するものではない。また、私は、子どもや自分自身を生物工学的に操作する人々は必ず支配への欲求によって突き動かされているとか、この動機はどんな善い結果によっても相殺されることのありえない罪悪だ、などと主張しているわけでもない。むしろ、私が述べているのは、エンハンスメントをめぐる論争の中で道徳的な危機にさらされている事柄は、自律や権利といったありふれたカテゴリーによっても、費用便益計算によっても、完全には捉えられないのではないか、ということである。私がエンハンスメントに対して抱いている懸念は個人の悪徳にかんするものではなく、心の習慣や存在様式にかんするものなのである。⑻

より大きな危機にさらされているのは、以下の二種類の事柄である。ひとつは、重要な社会実

践の中に体現されている、人間らしい善の命運にかんする事柄である――そこで危機にさらされているのは、子育ての場面であれば、無条件の愛や招かれざるものへの寛大さといった規範であり、スポーツや芸術の場面では、生来の才能や天賦の才に対する祝福であり、さらには特権にさいしての謙虚さ、幸運から収穫された果実を諸々の社会連帯の制度を通じて分け合おうとする意志などである。もうひとつは、われわれが住まう世界へと向けられたわれわれの態度や、われわれが渇望する自由の種類にかんする事柄である。

競争社会で成功を収めるために子どもや自分自身を生物工学によって操作することもまた一種の自由の行使ではないか、と考えたくなるのも無理はない。だが、われわれ人間の本性に合わせて世界を変更するのではなく、逆に世界に合わせるために人間の本性を変更することは、実際にはもっとも深刻な形態の人間の無力化をもたらす。それは、われわれの目を世界に対する批判的な反省から逸らし、社会的・政治的改良へと向かう衝動を弱めてしまう。われわれがなすべきことは、新たに獲得された遺伝学の力を用いて「曲がった人間性の材木」をまっすぐにすることではなく、贈られものや不完全な存在者としての人間の限界に対してよりいっそう包容力のある社会体制・政治体制を創り出せるよう、最大限に努力することなのである。

## 支配のプロジェクト

一九六〇年代末に、カリフォルニア工科大学の分子生物学者ロバート・L・シンスハイマーは、来たる将来についての軽い予言をおこなっている。彼は、「遺伝子改変の展望」と題された論文の中で、新遺伝学は選択の自由によって擁護されるだろうし、またそれによって新遺伝学は、悪名高い旧優生学から区別されるだろうと主張している。いわく、「ゴルトンやその後継者による旧優生学が実現されるには、巨大な社会計画が何世代にもわたって遂行される必要があろう。そうした計画は、人口の大部分による同意と協力なしには開始することが不可能であろうし、またそれは絶え間ない社会統制のもとに置かれることになるだろう。対照的に、新優生学は、少なくとも原理的には、まったくの個人単位で、ひとつの世代で、いかなる既存の制約にも服することなく実施することが可能である」[10]。

シンスハイマーによれば、新優生学は強制的ではなく任意によるものであり、またよりいっそう人道にもかなっているという。というのも、それは不適者を差別したり抹消したりするのではなく、不適者に改良を加えることになるからだ。「旧優生学では、適者の血統の絶え間なき選別

と、不適者の淘汰が必要とされてきた。新優生学では、すべての不適者を最高の遺伝子レベルにまで変更することが原理的には可能となるだろう」。

シンスハイマーの遺伝子操作礼讃は、プロメテウス的な自己イメージに陶然となった、現代の時代精神をよく表わしている。彼は、「人間の運命をかくもしっかりと定めている染色体バクチでの負け組」を救済する希望を書き記しているが、その負け組の中には遺伝的欠陥を持って生まれた人々だけでなく、「IQが九十未満の五千万人の「普通の」アメリカ人」も含まれているのである。しかし、同時に彼は、自然による「無慈悲で古くさい賽投げ」の改良よりももっと大な事柄が危機にさらされていることも嗅ぎ取っている。遺伝子への介入という新技術の中に暗黙裡に含まれているのは、宇宙における人類の新たな地位の創出、人類の地位の向上だというのである。「われわれが人間の自由を拡大するにつれて、人間に対する制約、人間が所与のものとして受け入れざるをえない事柄は、減少していく」。コペルニクスやダーウィンは「人間を宇宙の焦点に位置するという輝かしい栄光から引き摺り下ろした」が、新たな生物学は万物の要としての人間の役割を回復するだろうというのである。われわれは、新遺伝学上の知識という鏡を通じて、進化系列上の連鎖以上のものとしての自らを見出すことになる。「われわれはまったく新たなレベルの進化への移行の主体となりうるのである。これは宇宙レベルの出来事である」。

## 第五章　支配と贈与

所与のくびきから解き放たれた人間の自由という展望には、何かしら魅力的な、いや陶酔すら感じさせるところがある。こうした展望の持つ魅力が、ゲノム時代の到来に一役買っているところもありそうに思われる。われわれが現在保有するエンハンスメントの力は、生物医学の進歩に伴う偶然の副産物として発生した──つまり、遺伝学革命は当初は疾病の治療のために到来したーー──のだが、それが今や、パフォーマンスの向上や、子どもの設計や、人間本性の完全化等の見通しへとわれわれを誘い続けている、という風にしばしば考えられている。だが、それは実はあべこべの話なのかもしれない。また、われわれは世界を股にかけた存在であり人間本性の支配者であるべしという決意の行き着く先にあるのが、遺伝子操作とも考えられる。だが、そうした自由の見方は誤っている。そのような見方は、贈られものとしての生という洞察を損ね、自らの意志の他に肯定したり見守ったりすべきものは何も残らないという結果を招きかねないのである。

## エピローグ　胚の倫理
―― 幹細胞論争 ――

これまで私は、遺伝子増強への反論を展開するにあたり、崇敬に対する支配の一方的な勝利に反駁(はんばく)を加え、贈られものとしての生という洞察を復権する必要性を力説してきた。だが、同時に私は、治療することと増強(エンハンス)することとの間には区別が存在することも主張してきたのであった。確かに医療は自然に対する介入であるものの、それは人間の通常の機能の回復という目標によって制約されているので、自惚(うぬぼ)れや統御を目指す試みから生じた無抑制な行動の現われなどではない。治療の必要性は、世界は完全でもなければ完成されてもおらず、人間による絶え間ない介入や修復が欠かせないという事実に端を発しているのである。所与のもののすべてが善であるとはかぎらない。天然痘やマラリアは贈られものではなく、それらの根絶はむしろ善い

エピローグ　胚の倫理

ことであろう。

糖尿病、パーキンソン病、ALS[*1]、脊椎損傷などについても、同じことが言える。これらの疾患に苛（さいな）まれている人々にとっての新たな希望の光のうち、もっとも見込みあるもののひとつは幹細胞研究である。科学者が初期胚から幹細胞を抽出し、それらを培養して、退行性疾患の研究や治療に用いることも、まもなく可能になるだろう。批判者たちは、幹細胞の抽出には胚の破壊が伴うとして反対している。彼らの主張によれば、もし生が贈られものであるのならば、人間の生命の萌芽を破壊する研究は間違いなく否定されなければならないという。本章では、胚性幹細胞研究の擁護論を展開し、被贈与性の倫理はそうした研究を糾弾するものではないことを示してみたい。

## 幹細胞の諸問題

ジョージ・W・ブッシュ大統領は、就任後六年目の二〇〇六年夏に、大統領拒否権を初めて行使した。彼が拒絶した法案は、税制やテロリズムやイラク戦争といったワシントンでおなじみの問題ではなく、それらよりももっと深遠な、幹細胞研究という主題にかんするものであった。連

107

邦議会は、糖尿病やパーキンソン病その他の退行性疾患の治療推進という見地から、体内のあらゆる組織に分化可能な細胞を科学者が単離するという、新たな胚性幹細胞研究への助成法案を可決した。この法案に対して大統領は待ったをかけた。胚性幹細胞を取得するには発生後六日目から八日目の非移植胚である胚盤胞の破壊が伴うことから、そうした研究は非倫理的だと大統領は主張したのである。そのさいに大統領声明として出されたのは、連邦政府は「無辜の人間の生命の剥奪」を支援すべきでないというものであった(1)。

大目に見てもよいと思うが、この大統領報道官の発表には混乱が見受けられた。拒否権発動の説明にさいして報道官は、胚性幹細胞研究は「殺人」であり連邦政府が支援すべきものではない、というのが大統領の考えだと述べた。このコメントに対する批判的な報道が一斉になされると、ホワイトハウスはしり込みした。いや、大統領は、胚の破壊が殺人であるなどとは思っていません、と。結局、大統領報道官は以前の発言を撤回し、「大統領の立場を誇張して述べた」ことを謝罪するに至った(2)。

報道官がいったいどれくらい大統領の立場を誇張したのかは、明らかでない。もし胚性幹細胞研究が無辜の人間の生命の意図的な剥奪に当たるのであれば、それは確かに殺人とほとんど変わりのないものになってしまうだろう。批判に萎縮した報道官は、その区別を説明しようとはしな

エピローグ　胚の倫理

かった。もっとも、幹細胞論争に伴う倫理的・政治的な錯綜に巻き込まれたのは、この大統領報道官が初めてではない。

幹細胞研究をめぐる論争は三つの問題を提起している。第一に、胚性幹細胞研究を許可すべきか。第二に、政府はこの研究を助成すべきか。第三に、不妊治療の後に残されたすでに現存する胚から幹細胞を採取することと、研究用に作成されたクローン胚※2からそれを採取することの違いを、第一・第二の問題をめぐる議論の中で関連する論点として位置づけるべきか。

第一の問題はもっとも基礎的な問題であり、一部の人に言わせれば、もっとも御し難い問題ということになろう。胚性幹細胞研究に対する中心的な反対論によれば、たとえ発達の最初期段階にあるとしても、またたとえ高尚な目的のためだとしても、ヒト胚を破壊することは道徳的に見て忌わしく、それは他人の命を救うために子どもを殺すのと似ているという。むろん、このような反対論が妥当かどうかは、胚の道徳的地位がどうであるかにかかっている。胚の道徳的地位については強力な宗教的信念を抱いている人々もいることから、この問題は合理的な議論や分析の対象にはならないと思われている節もある。だが、それは誤りである。道徳的信念が宗教的信念に根差していることもあるという事実は、その道徳的信念への挑戦を免れさせるわけでもなければ、合理的な擁護論の展開を不可能にするわけでもないのである。

109

本章で私は、どのようにすれば胚の地位にかんする道徳的な推論が展開可能となるのかを、後に示してみたいと思う。だが、まずはそこに至るまでの下準備として、不妊治療の後に残された「予備」胚または「余剰」胚の利用と、研究用に作成されたクローン胚の利用との間に道徳的な違いは存在するのか否かという問題に取り組むことにする。多くの政治家たちが、そこには違いがあると考えている。

## クローン胚と予備胚

今日に至るまで、米国には、クローン技術によるクローン子どもの作成を禁止する連邦法は存在していない。それは、新たな生殖手段のひとつとしてのクローン技術に大多数の人々が賛成しているからではない。逆に、世論も、ほぼすべての各州選出の議員も、反対の姿勢を示しているのである。だが、幹細胞研究用の胚の作成を目的としたクローン技術利用を許容すべきか否かについては、意見が真っ向から対立している。そしてこれまでのところ、研究目的のクローン技術利用に反対する人々は、英国で立法化されたように生殖目的のクローン技術利用だけを切り離して禁止することにも乗り気ではない。二〇〇一年に連邦下院は、生殖目的のクローン技術利用だけでなく、

エピローグ　胚の倫理

生物医学研究のためのクローン技術利用をも禁止する法案を通した。もっとも、幹細胞研究を支持する上院議員たちが包括的な禁止には乗り気でなかったことから、結局その法案は成立しなかった。このような膠着状態の結果、米国には、人間の生殖目的でのクローン技術利用を禁止する連邦法が存在しないのである。

クローン技術をめぐる論争を通じて、幹細胞研究におけるクローン胚利用への反対論には二つの異なる理由が存在することが明らかになった。まず、ある人々は、胚が人格であることを根拠に研究目的でのクローン技術利用に反対している。彼らの主張に従えば、あらゆる胚性幹細胞研究は（クローン胚の利用であれ、自然に出来た胚の利用であれ）不道徳である。なぜならそれは、とどのつまり、他人の病気の治療のために人を殺していることにほかならないからである。これは、プロライフ〔生命尊重〕派の中絶反対論の主導的人物である、カンザス州選出のサム・ブラウンバック上院議員の立場である。彼の主張によれば、「他人を助けるためにひとりの無辜の人間を意図的に殺すことは、決して受け入れられない」ことから、胚性幹細胞研究は不正である。(4)もし胚が人格であるならば、胚から幹細胞を採取することは赤ん坊から臓器を採取することと、道徳的に見て大差はない。ブラウンバックの見解に従えば、「ヒト胚は……あなたや私とまったく同じ、ひとりの人間です。ヒト胚は、わが国の法がわれわれ全員に認めているのと同じ尊重に値

するのです」(5)。

他方、研究目的でのクローン技術利用には反対しながらも、そこまで極端な主張をしない人もいる。こうした人々は、不妊クリニックで残された「予備」の胚を利用するという条件付きで、胚性幹細胞研究を支持するのである(6)。確かに彼らも、研究目的に意図的に胚を作成することには当惑を感じている。しかし、体外受精を実施するクリニックでは、最終的に子宮に戻されるものよりもはるかに多数の受精卵が作成されているので、それら予備の受精卵を研究に利用することには何の問題もない、というのである。彼らの推論に従えば、どのみち余剰胚が廃棄されてしまうのなら、どうしてそれらを人命を救う可能性のある研究に（提供者による同意のうえで）利用してはならないのか、ということになる。

幹細胞論争の中で筋の通った折衷案を模索する政治家たちにとって、この立場はかなり魅力的である。余剰胚の利用のみを認可するこの立場は、研究のために胚を作成することに伴う道徳的不安を克服しているように見えるのである。この立場を支持しているのは、上院議員中唯一の医師であるテネシー州選出のビル・フリスト上院院内総務や、マサチューセッツ州議会でこの案の採択を主張したが不首尾に終わった同州知事ミット・ロムニーである。両者とも、生殖用に作成された残余胚による幹細胞研究は認める一方、研究のために作成された胚を用いての研究は支持

112

エピローグ　胚の倫理

していない。⁽⁷⁾二〇〇六年に連邦議会によって可決された（そしてブッシュ大統領により拒否権が発動された）幹細胞研究への助成法案においても、この区別が設けられていた。この法案では、不妊治療での残余胚を用いた幹細胞研究のみが助成されるとされていたのである。

この区別は、ひとつの政治的な折衷案として魅力的であるにとどまらず、道徳的に見ても擁護可能であるように思われる。しかし、よりいっそう綿密に検討してみれば、この区別はうまくいかないことが分かる。この区別がうまくいかないのは、そもそも「予備」の胚は作成されるべきなのかという問題にかんして、論点先取の虚偽を犯しているからである。どうしてそうなるのかを理解するために、仮に、生殖と幹細胞研究という二つの目的のために卵子提供・精子提供を受け入れている不妊クリニックがあると考えてみよう。そこではクローン技術はまったく利用されていない。このクリニックでは、ＩＶＦ〔体外受精〕目的で提供された卵と精子から作成される胚と、幹細胞研究の推進を願う人々から提供された卵と精子から作成される胚という、二つのグループの胚が作成される。

では、倫理的な科学者が幹細胞研究のために利用してもよいのは、どちらのグループの胚だろうか。この問いに答えようとすると、フリストやロムニーの意見に同意する人々は、おかしな立場に置かれてしまう。彼らは、科学者に第一のグループから得られる予備胚の利用を許可する一

方で（なぜならば、それらの胚は生殖目的で作成されており、生殖に利用されなければ廃棄されてしまうのだから）、第二のグループから得られる胚の利用については許可しないことになるだろう（なぜならば、それらの胚は研究目的で意図的に作成されているのだから）。事実フリストとロムニーはともに、IVFクリニックにおける研究目的での意図的な胚の作成を禁止しようとしていたのである。

このおかしなシナリオを通じて、折衷案の立場のどこに欠陥があるのかが明らかになる。幹細胞研究目的での胚の作成に反対する一方で、IVFのさいの「予備」を用いた研究を支持する人々は、体外受精それ自体の道徳性を問い質してはいないのである。もし深刻な疾患を治癒・治療するために胚を作成したり犠牲にしたりすることが不道徳なのであれば、不妊治療の過程で予備胚を作成したり廃棄したりすることにも問題があるのではなかろうか。または、同じことを逆から言えば、もしIVFのさいの胚の作成や犠牲については道徳的に受け入れられるのであれば、幹細胞研究目的での胚の作成や犠牲もまた受け入れられるのではなかろうか。結局のところ、どちらの営みも価値ある目的に奉仕していることに変わりはないのであり、パーキンソン病や糖尿病などの疾患の治癒は、少なくとも不妊治療と同じくらいには重要である。

IVFのさいの胚の犠牲と幹細胞研究のさいの胚の犠牲との間に道徳的な差異を認める人々は、

エピローグ　胚の倫理

次のように回答するかもしれない。すなわち、不妊治療医は妊娠の成功可能性を高めるために余剰胚を作成しているのであり、最終的にどの胚が廃棄されることになるかを知っているわけでもなければ、いずれかの胚の死を意図しているわけでもない。それに対して、幹細胞研究目的で意図的に胚を作成する科学者は、研究遂行のためには胚を破壊する必要があるのだから胚が死ぬ運命にあることを知っているではないか、と。チャールズ・クラウトハンマーは、IVFのさいに作られた予備胚を用いての幹細胞研究には賛成する一方で、研究目的で作成された胚を用いた研究には反対しているのだが、彼はここでの論点を以下のように的確に言い表わしている。いわく、「研究目的でのクローン技術利用を合法化する法案は、本質的には……もっぱら搾取と破壊のみを目的とした人間の生命の萌芽の作成という、きわめて残忍な営為を認可するものである」(8)。

この回答は、以下の二つの理由から説得力を欠いている。第一に、幹細胞研究目的での胚の作成は搾取や破壊を目的とした生命の作成にほかならないという主張は、誤りであるように思われる。確かに胚の破壊という事態は、幹細胞研究のために胚を作成するという行為から生じる予見可能な帰結であるが、その行為の目的はあくまでも疾患の治癒である。不妊治療目的で胚を作成する人々が予備胚の廃棄を目指してはいないのと同様、研究目的で胚を作成する人々も決して破壊や搾取を目指しているわけではない(9)。

第二に、作成された胚のうちどの胚が最終的に廃棄されることになるかを、不妊治療医や患者があらかじめ知っているわけではないというのはそのとおりだが、米国で実施されているIVFでは何万個もの余剰胚が生み出され、破壊されるのを待っているという揺るぎない事実がある（近年の研究によれば、米国の不妊クリニックではおよそ四十万個の凍結胚が破壊という愁嘆場を待ち受けているのに対して、英国では五万二千個、オーストラリアでは七万一千個にとどまる）[10]。
なるほどこれらの胚は破壊される運命にあるのだから、たとえそれらが研究に利用されたとしても「失われるものは何もない」[11]。だが、そもそもそうした胚が作成されるべきかどうかという問題は、研究目的での胚の作成を許容すべきかどうかという問題と同様、政策決定上の問題になる。例えば、ドイツの連邦法では不妊クリニックに対して規制が課されており、一度に子宮に戻される数以上の受精卵を医師が作成することは禁止されている。その結果、ドイツのIVFクリニックでは余剰胚は生み出されていない。このように、米国の不妊クリニックの冷凍庫の中には破壊を運命付けられた胚が数多く存在しているが、このことは変更不能な自然の事実などではない。むしろそれは政策の帰結であり、各州選出の議員がその気になれば変更することもできるのである。しかしこれまでのところ、研究目的での胚の作成禁止を訴える議員から、不妊クリニックでの余剰胚の作成や破壊に対する禁止要求の声があがることはほとんどない。

## エピローグ　胚の倫理

　胚の道徳的地位にかんして誰の意見が正しかろうとも、明らかな事柄がひとつある。それは、研究目的でのクローン技術利用に反対しながら同時にもう一兎を追うことはできない、ということである。研究目的でのクローン技術利用に反対する人が、不妊クリニックでの余剰胚の作成や破壊、またはそうした胚の研究利用を支持しながら、同時に、研究や再生医療目的での胚の作成は道徳的に見て問題だと主張することはできないのである。幹細胞研究目的でのクローン技術利用が、胚にも当然払われるべき尊重を欠いているというのなら、IVFの予備胚を用いた幹細胞研究も、さらには、余剰胚を作成・廃棄するあらゆる不妊治療もまた、胚への尊重を欠いているのである。

　ブラウンバック上院議員のように、胚段階にある人間の生命の利用に対して一貫して反対の姿勢をとってきた人々は、少なくともこのかぎりにおいては正しい。すなわち、研究利用目的のクローン技術利用を支持する道徳的議論と、残余胚を用いた幹細胞研究を支持する道徳的議論は、一蓮托生の運命にある。そこで問われるべき問題として残るのは、これらの議論がともに成功するか、はたまた共倒れするかである。ここに至って、われわれは、はたして胚性幹細胞研究は許されるべきなのかどうかという根本問題へと逢着(ほうちゃく)する。

## 胚の道徳的地位

　胚性幹細胞研究を許可しないとする議論には、主に二つの論証がある。第一の論証は、幹細胞研究にはヒト胚の破壊が伴うことから、たとえその目指すところが高邁(こうまい)であるとしても問題がある、と主張される。第二の論証では、次のような懸念が示される。すなわち、胚を用いた研究それ自体にはたとえ問題がなくとも、そうした研究は、胚牧場やクローン・ベビー、予備の部品としての胎児利用や人間生命の商品化といった、非人間的な慣行への滑り坂を転げ落ちていくっかけになりはしないか、という懸念である。

　滑り坂による反論は実際的な反論であり、真剣な考察に値する。だが、そうした懸念は、規制を採択し、胚研究が人間の生命の搾取や濫用といった悪夢のシナリオへと展開することのないよう防御策を設けることで、対処することもできるだろう。他方、第一の反論は、哲学的に見てよりいっそうの難問を提起する。その反論が決定的であるかどうかは、そこでの胚の道徳的地位についての見方が適切かどうかにかかっている。

　まずはじめに、幹細胞の抽出元になる胚について明確にしておくことが重要である。胚は胎児

エピローグ　胚の倫理

ではない。それは、人間としての明確な特徴や形態を備えていない。むしろそれは、幹細胞の抽出元になる胚は、女性の子宮に移植されてその中で成長しつつある胚とは異なる。むしろそれは、ペトリ皿の中で成長する百八十個から二百個の──肉眼ではほとんど確認できない──細胞の塊、すなわち胚盤胞である。胚盤胞は胚の発達過程の中でも最初期段階にあることから、その中に含まれる細胞はいまだ分化が進んでおらず、腎臓、筋肉、脊髄等々の特定の臓器や組織の性質をいまだ帯びてはいない。だからこそ、胚盤胞から抽出される幹細胞には、実験室で適切な誘導を加えることにより、研究者が研究対象や修復に使いたいと望むあらゆる種類の細胞に発達する見込みがある。そして、幹細胞を抽出すると胚盤胞が破壊されるという事実があるからこそ、道徳的・政治的論争が発生しているのである。

この論争を評価するには、胚は人格──すなわち完全に成長した人間──と同等の道徳的地位を有するという主張に、どれくらいの力があるのかを把握するところから出発しなければならない。このような見解を支持する人々にとっては、胚盤胞から幹細胞を抽出することは、他人の生命を救うために赤ん坊から臓器を摘出するのと同じくらい、道徳的に見て忌わしいことである。一部の人々は、人間の霊魂は受精の瞬間に宿るという宗教的信念に基づいて、このように主張している。宗教に頼ることなくその主張を擁護する人々は、以下のような推論に従っている。

119

人間は物ではない。たとえ他の人々の生命を救うなどの善い目的のためであったとしても、自らの意志に反して犠牲にされてはならない。人間が物として取り扱われたり、たんに目的に対する手段としてのみ用いられたりしてはならないその理由は、人間の不可侵性にある。人間は、カントの言葉を借りるなら、尊重されるに値する目的自体である。

しかし、どの時点でわれわれはこの不可侵性を獲得するのだろうか。いつ人間の生は尊重に値するようになるのだろうか。個々の人間生命の年齢や発達段階によって、その解答が左右されることはありえない。乳児が不可侵であることは明白であり、たとえ胎児からであれ、移植用の臓器を摘出することに賛成する人は少ない。すべての人間――われわれひとりひとり――の生は胚から出発する。もしわれわれの生が、もっぱらわれわれの人間性ゆえに尊重に値し、またそれゆえに不可侵であるのなら、それよりも若い年齢や初期の発達段階におけるわれわれは尊重に値しないなどと考えるのは、誤りとなろう。受精から誕生に至るまでの移り行きの中のどの時点でヒトの人格が出現するのかを明確に指摘できるのでないかぎり、胚は完全に成長した人間とまったく同様の不可侵性を有するものと考えざるをえない。

## エピローグ　胚の倫理

以下で私は、この論証は二つのレベルで説得力を欠くことを示してみたい。すなわち、この論証には推論上の誤りが見受けられるとともに、その擁護者ですら支持しがたいと思われるような道徳的含意が含まれているのである。しかし、これらの問題点に移る前に、この道徳的地位同等論も以下の二つの側面では妥当性を有していることを、あらかじめ確認しておきたい。第一に、この立場は、人格の不可侵性をまったく顧慮することもなく費用便益の比較衡量をおこなう功利主義的な見解は、正当にも否定されている。第二に、少なくとも胚盤胞は死んでいるのではなく生きており、ウシなどの生き物とは違ってヒトであるという明らかな意味において、胚盤胞が「人間の生命」であることは否定できない。だが、こうした生物学的な事実から、胚盤胞は人間であるとか人格であるといった結論が導き出されるわけではない。いかなる生きたヒト細胞（例えば、皮膚細胞など）も、ウシではなくヒトであるという意味では、紛れもなく「人間の生命」である。しかし、だからといって、誰一人として皮膚細胞は人格であると考えたり、それに不可侵性を認めたりはしないだろう。胚盤胞が人間や人格であるということを示すためには、さらなる論証が必要なのである。

† **論証の分析**

　道徳的地位同等論を支持する論証は、すべての人格がかつては胚であったという事実や、どの時点から人格が始まるのかを定める線引きを受精の瞬間と成人期の間に設けようとしても、その線引きは恣意的なものにならざるをえないという事実から、出発する。そのうえで、この論証では以下のように主張される。すなわち、そうした境界線の欠如を前提とするならば、われわれは、胚盤胞は人格であり、完全に成長した人間と同等の道徳的地位を有すると考えなければならない、と。しかし、この論証は、いくつかの理由により説得力を欠いている(12)。

　第一に、細かいが決して瑣末(さまつ)ではない問題がある。われわれひとりひとりがかつては胚であったというのはそのとおりだが、われわれは誰一人としてクローン胚盤胞であったことはない。そのため、たとえわれわれの発生的起源の事実によって胚が人格であることが立証されるとしても、それによって非難されるのは、卵子と精子の接合によって生み出された胚を用いた幹細胞研究であり、クローン胚を用いた幹細胞研究ではない。実際、幹細胞論争の参加者の中には、クローン胚盤胞は厳密に言えば胚ではなく生物学由来の人工物であり(すなわち、接合子(zygote)ではなく「クロノート」(clonote)であり)、自然妊娠でのヒト胚に認められるような道徳的地位を欠いていると主張する人々もいる。彼らによれば、クローン胚の研究利用はそれゆえ、自然に出

## エピローグ　胚の倫理

来た胚の利用に比べれば道徳的に見て悩ましいところは少ないという⑬。

第二に、たとえ「クロノート」の問題は脇に避けておくとしても、すべての人間の生が胚から出発したという事実から、胚は人格であることが立証されるわけではない。次のような類比を考えてみよう。すべての樫の木はかつてドングリであったが、だからといってドングリが樫の木であることにもならなければ、私の家の玄関先の庭のドングリがリスに食べられて失われてしまったことを、嵐によって樫の木がなぎ倒されて死に至ったのと同種の喪失として取り扱うべきだということにもならない⑭。発達上の連続性があるとはいえ、ドングリと樫の木は別物なのである。

これと同様に、発達上の連続性があるとはいえ、ヒト胚と人間は別物である。確かにドングリが潜在的な樫の木であるのと同様に、ヒト胚は潜在的な人間である。しかし、現実の人格と潜在的な人格の間には、倫理的に重要な区別が認められる。感覚を持つ生物は、感覚を持たない生物とは異なり、われわれに対する請求権を持つ。経験や意識の能力を備えた存在者はさらに高次の請求権を持つ。人間の生命は段階的に発達するのである。

道徳的地位同等論を擁護する人々は、人間の発達過程の中のどの時点で人格性や不可侵性が開始されるのかを、恣意的でない仕方で特定するよう、討論の相手に迫る。もし胚が人格ではないのなら、われわれはいつの時点で人格になったというのか、と。これは容易な回答を許す問題で

123

はない。多くの人々は、人格性の到来を告げる時点として、誕生の時点を指摘する。だが、この回答に対しては、妊娠後期の胎児を医学研究のために切り刻むことは間違いなく不正ではないか、という反論が挙げられるのである（人格性には不可侵性以外の側面——例えば、名前を持つなど——もあり、そうした側面は、文化や伝統の違いにもよるが、誕生以後のさまざまな時点で現われるものである）。

しかし、連続的な発達過程の中のどの時点で人格性が始まるのかを正確に特定することが難しいということは、胚盤胞が人格であることの証左にはならない。次のような類比を考えてみよう。仮に、ある人が、小麦が何粒あれば小麦一山になるのかと、あなたに尋ねたとしよう。その答えは一粒でもなければ、二粒でも、三粒でもないだろう。あともう一粒加えれば一山になるという時点が恣意的でない仕方で存在するわけではない。ましてや、その事実によって、一粒と一山の間には違いがないということを意味するわけではない。

連続するものの中で特定の点を定めることに伴うこの難問は、哲学者には「ソリテス・パラドクス」として知られており、それは古代ギリシアにまで遡る問題である（「ソリテス」は、ギリシア語で「砂山」を意味するソロス（soros）という語に由来する）。ソフィストはこのソリテス

## エピローグ　胚の倫理

論証を用いることで、連続体を介して結びついている二つの別個の性質が、たとえ直観や常識のうえでは同一でないように見えても実際には同一であるということを、聴衆に納得させようとした[15]。その古典的な例となるのが禿頭である。頭に髪の毛が一本しかない男が禿であることは、誰もが同意することだろう。何本の髪の毛があれば、禿から頭に髪がフサフサの状態に移行したことになるだろうか。この問いには確固たる解答が存在しないものの、だからといって、禿であることと髪がフサフサであることとの間には違いがない、ということにはならない。同じことはヒトの人格性についても当てはまる。胚盤胞から着床胚や胎児を経て新生児に至るまでの発達が連続的であるからといって、赤ん坊と胚盤胞が道徳的観点から見てまったく同一であるということが確立されるわけではないのである。

したがって、胚という起源と発達の連続性に基づく論証からは、胚盤胞は不可侵であり、それは人格と同等の道徳的地位を有するという結論が必ずしも導かれるわけではない。もっとも、道徳的地位同等論に対しては、その推論上の誤りを指摘する以外にも、さらに別の観点からも挑戦を突きつけることが可能である。おそらく、この立場の不条理さを理解するための最善の方法は、この立場が十全に展開されるならば、それに依拠する人々ですら支持するのがためらわれるような含意がそこから導き出されることを、指摘することだろう。

† 含意の追求

　二〇〇一年にブッシュ大統領は、税金を原資とする助成によって胚の破壊が推進されたり支持されたりすることのないよう、すでに樹立されている胚性幹細胞株への連邦助成を規制する方針を発表した。そして、二〇〇六年に彼は新たな胚性幹細胞研究への助成法案に対して拒否権を行使し、「無辜の人間の生命の剥奪」を支援したくはないと述べたのであった。だが、この大統領の立場の特筆すべき特徴として、以下の点が挙げられる。すなわち、彼は胚性幹細胞研究への助成を規制する一方で、そうした研究を禁止する努力をまったく払ってこなかったのである。大統領が当初に陥った板挟み状態からスローガンを翻案すれば、このブッシュの方針は「助成反対、禁止も反対」と要約することができるだろう。だが、この方針は、胚は人間であるという考えとはうまくなじみにくい。

　もし胚盤胞からの幹細胞の採取が、本当に赤ん坊からの臓器の採取と等しいのであれば、たんに連邦助成を与えないだけでなくそれを禁止するのでなければ道義に反するというものだろう。仮に移植用の臓器を得るために子どもを殺している医師がいたとして、それに対して、嬰児殺しは連邦助成を受給されるには値しないが、民間で継続する分には特にさしつかえはない、などと

126

エピローグ　胚の倫理

いう立場を取る人は誰一人としていないだろう。実際、もしわれわれが、胚性幹細胞研究は嬰児殺しに等しいという確信を抱いているのであれば、われわれはたんにそれを禁止するだけでなく身の毛もよだつほどの殺人として扱うだろうし、またそのような研究を実施する科学者に対しては刑罰を科すことだろう。

大統領の方針を擁護する人々は、胚性幹細胞研究に対する全面的な禁止法が連邦議会で制定される見込みは薄いのだから仕方ない、と反論するかもしれない。だが、この反論は、もし大統領が本当に胚は人間であると考えているのであれば、どうして大統領は少なくともそうした禁止法を要求しなかったのか、また、どうして大統領は科学者に胚の破壊を伴う幹細胞研究の実施を慎むよう、要請すらしなかったのかを説明してくれない。逆に、ブッシュ大統領は、「胚性幹細胞研究に対する禁止法は存在しない」という事実を引き合いに出すことで、彼の言う「バランスのとれたアプローチ」の素晴らしさを喧伝してきたのである。

ブッシュの「助成反対、禁止も反対」という立場の道徳的な奇妙さからすれば、大統領報道官が失言した事情もよく理解できる。大統領は胚の破壊が「殺人」であると考えている、という誤った報道官声明は、胚は人間であるという考えからの論理的帰結に従ったまでのことである。それが失言になってしまった原因は、ブッシュの方針が、その推論から導き出される十全な含意に

道徳的地位同等論を擁護する人々は、以下のように答えるかもしれない。すなわち、胚性幹細胞研究を禁止し損ねることによってであれ、余剰胚の作成や廃棄を伴う不妊治療を禁止し損ねることによってであれ、自らの立場から導き出される十全な含意の追求にしり込みする政治家とは袂（たもと）を分かつだけのことだ、と。自らの立場から導き出される十全な含意に忠実な政治家でさえ、時には妥協してそれを曲げることがある。これは決して、胚は人間であるという信念を公言する政治家に特有の事柄ではない。しかし、たとえ政治の話は脇に避けておくとしても、道徳的地位同等論を主張する人々が自らの信念を貫こうとすれば、自らの立場から導き出される十全な含意を支持するよう追い詰められてしまう可能性は、相変わらず否定できないのである。

次のような仮想事例を考えてもらいたい（私の知るかぎりでは、この事例を最初に提示したのはジョージ・アナスである）⑰。不妊クリニックで火災が発生し、あなたには、五歳の少女ひとりか、または二十個の凍結胚が入った容器のいずれかを救い出す時間しか残されていない。このとき、少女を救うことは不正だろうか。私はこれまで、道徳的地位同等論の擁護者のうち、自分なら胚が入った容器を救出すると回答しようとした人に出くわしたためしがない。だが、もしあなたが本当に、それらの胚は人間であると信じており、かつそれ以外の事情はすべて等しい（つま

128

## エピローグ　胚の倫理

り、あなたには少女の側にも胚の側にも個人的なつながりがない)とすれば、いったいどのような根拠に基づいて、あなたは少女を救い出すことを正当化できるというのだろうか。

または、もっと現実味のある別の事例を考えてもらいたい。最近私は、胚盤胞は赤ん坊と等しい道徳的地位を有するという見解の支持者たちを相手とした、幹細胞をめぐる討論に参加した。彼とその妻は体外受精によって首尾よく三人の子どもを授かった。彼らにはそれ以上子どもが欲しいという気持ちはなかったが、利用可能な胚が三つ残った。これらの余剰胚を自分たちはどうすればいいのだろうか、というのが彼の質問であった。

この問いに対して、プロライフの立場に立つ討論参加者は次のように回答した。それらの胚を幹細胞研究に利用(そして破壊)することは胚の搾取であり、不正である。それらの胚の引き取り手がいないのだとすれば、唯一残された道は、それらの胚が尊厳ある死を迎えるようにすることだけだ、と。これらの胚が子どもと同等の道徳的地位を有することが前提であれば、私も彼の結論に異議を唱えることはできなかっただろう。確かにわれわれは、不当な裁判により死刑判決を受けた死刑囚たちに出くわして、「ひどい状況だがわれわれはこれを最大限に活用して、移植用に彼らの臓器を摘出するのがよい」などとは言えないだろう。

彼の回答の中で私が当惑を感じたのは、彼が研究目的での胚の利用の認可に前向きでないことではなく、彼が自らの立場から導き出される十全な含意を明確化しようとしていないことである。

もし本当にそれらの胚が幼い人間なのであれば、質問者に対して次のように告げるのが実直な回答というものだろう。すなわち、この夫婦がそれらの胚を作成しておきながら廃棄するのは、彼らの子どもとは別に三人の兄弟を産んでおきながら、それらの望まない兄弟を遺棄死させるべく山中に（または冷凍庫の中に）置き去りにするのと変わりがない、と。だが、もしそうした説明が道徳的に見て適切である——つまり、米国の不妊クリニックで保存されている四十万個の凍結余剰胚が、山中で遺棄死させられる新生児に似ている——のであれば、どうして胚性幹細胞研究の反対者は、彼らにしてみれば嬰児殺しの蔓延とみなされるはずの出来事に対して、絶対阻止のキャンペーンを先導しないのだろうか。

胚は人格であると考える人々は、次のように回答するのかもしれない。すなわち、確かに自分たちは余剰胚の作成や廃棄を伴う不妊治療に反対しているのだが、そうした慣行の禁止は望み薄だと思う、と。だが、彼らの立場から十全な含意を導き出すならば、彼らが懸念すべきはIVFで失われる胚に止まらないことになる。体外受精擁護者の指摘によれば、自然妊娠では全受精卵の半分以上が着床に失敗するか、もしくはそれ以外の形で失われてしまうのであり、生殖補助医

エピローグ　胚の倫理

療で失われる胚の割合は、自然妊娠で失われる胚の割合に比べれば小さいのだという。この事実は、胚と人格を同一視する見解のさらなる難点を浮き彫りにする。もし初期胚の死が自然な生殖過程の中でもありふれた出来事なのであれば、不妊治療や幹細胞研究の中で胚が失われることについても、われわれはさほど思い悩む必要はないのではなかろうか。

これに対して、胚は人格であるという見解の人々は、乳児死亡率が高いからといって嬰児殺しが正当化されることにはならない、と正当にも反論するだろう。だが、自然な胚の喪失に対するわれわれの反応のあり方が示唆しているのは、われわれはこの出来事が道徳的または宗教的に見て嬰児の死亡に等しいとは考えていない、ということにほかならない。人間の生命の萌芽のことをもっとも案じている宗教的伝統においてすら、胚の喪失に対して子どもの死亡に対するのと同様の埋葬儀式を命じたりはしないのである。さらに言えば、もし自然な生殖過程に伴う胚の喪失が、嬰児の死亡と同等の道徳的地位を有するのであれば、妊娠は流行病ほどの公衆衛生上の危機とみなされなければならなくなるだろうし、自然な胚の喪失を減らすことは、人工妊娠中絶問題・体外受精問題・幹細胞研究問題の全部を合わせた以上に差し迫った道徳的問題になるだろう。だが、そうしたおなじみの問題に突き動かされている人々の中で、自然妊娠における胚の喪失の予防や削減を目指して大掛かりなキャンペーンを展開したり、その実現を可能にする新たな技術

131

を模索したりしている人は、ほとんどいない。

† **尊重の担保**

これまで胚が人間であるという見解を批判してきたのだが、そのさいに私は、胚はたんなる物であり、われわれが望んだり考案したりするあらゆる利用法に開かれているのだとは主張していない。胚は不可侵ではないとはいえ、われわれの自由にしてもよい対象物であるわけでもないのである。胚が人格であると考える人々は、往々にして次のような思い込みを抱きがちである。すなわち、もし胚が人格ではないとすれば、胚の取り扱いは道徳的にはどうでもよい問題だということになってしまうではないか、と。しかし、胚に一定の尊重を与えるために、胚のことを完全な人間と考えなければならないわけでもない。なるほど胚をたんなる物と考えるのは、胚に認められる潜在的な人間生命としての重要性を捉え損なっている。胚のみだりな破壊や、新しい化粧品を開発するための胚利用を認可する人は、まずいないだろう。だが、ヒト胚はたんなる対象物として取り扱われてはならないという考えがあるからといって、胚は人格であることが立証されるわけではない。

尊重の担保となりうるのは人格性だけではない。もし奇矯な億万長者がゴッホの『星月夜』を

## エピローグ　胚の倫理

購入してそれを玄関マットとして使ったとすれば、そうした使用法は一種の冒瀆であり、恥ずべきほどの尊重の欠如となろう——だがそれは、その絵画は人格以上の高度な価値基準で評価されるはずの、偉大な芸術作品のひとつとして、たんなる利用価値以上の高度な価値基準で評価されるに値するものだからである。また、もし思慮の浅い登山者がセコイアに自分のイニシャルを刻み付けたとすれば、われわれはそれを尊重を欠く行為だと考えるだろう——そのセコイアの古木が人格であると考えられているからではなく、それは鑑賞や畏敬に値する自然の驚異だと考えられているからである。太古の森林を尊重するということは、いかなる木も人間の目的のために切り倒されたり刈り取られたりしてはならないということではない。森林を尊重することはそれを利用することと必ずしも矛盾するものではない。だが、それを利用するには、その目的に十分な重みが認められなければならないし、自然の驚異とも適合していなければならないのである。

　胚は人格であるという信念は、何らかの宗教的教義によって支えられているとはかぎらない。その信念は、道徳の宇宙は二つに区分され、すべてのものは尊重に値する人格であるか、もしくは利用を許されている物件であるかのいずれかであるという、カント流の発想に支えられていることもある。だが、ゴッホやセコイアの例が示しているように、この二元論は買い被られすぎ

きらいがある。

　現代の技術や商業が陥りがちな道具化の傾向に抗うには、人格であるか人格でないかだけで人間の生を評価し、人格でないものについては功利主義的な計算に譲り渡してしまうような、人格尊重の倫理に固執するわけにはいかない。そうした倫理には、あらゆる道徳的問題を人格性の境界線争いへと転換してしまう危険性がある。むしろわれわれは、われわれに崇敬の念を起こさせ、われわれの使用に対して制限を課している、贈られものとしての生に対する洞察をよりいっそう広く涵養(かんよう)すべきである。遺伝子操作によるデザイナー・ベビーの創出は自惚れの究極的な表現であり、贈られものとしての生への崇敬が失われていることの現われである。しかし、退行性疾患の治療を目的とした幹細胞研究は、それが子宮に戻されることのない胚盤胞を用いて実施されるかぎり、われわれの分相応を守りながら所与の世界の修復に寄与するという人間の叡智を、見事に発揮するものである。

　滑り坂の転落や胚牧場、卵子や受精卵の商業化を警戒する人々が懸念を抱くのは正当だが、胚研究がこうした危険性への道を開くことは必定と考えている点では誤っている。胚性幹細胞研究や研究目的のクローン技術利用を禁止してしまうのではなく、人間の生命の胎動が持つ神秘にふさわしい道徳的制約を具体化するような規制を課しつつ、研究推進を許容すべきなのである。そ

エピローグ　胚の倫理

うした規制には、ヒトの生殖目的でのクローン技術利用の禁止、実験室で胚を成長させてよい期間の穏当な制限、不妊クリニック免許制の導入、卵子や精子の商品化への規制、所有権を振りかざした幹細胞株の入手経路独占化を防止するための幹細胞バンクの設立などが含まれるべきであろう。このアプローチこそが、人間の生命の萌芽のみだりな利用を回避し、生物医学の発展をわれわれの人間らしい感性が侵蝕されていることの一例とするのではなく、むしろわれわれの健康に恵みをもたらすものにするための、一番期待できるやり方であるように、私には思われるのである。

原　注

■ 第一章　エンハンスメントの倫理

(1) Margarette Driscoll, "Why We Chose Deafness for Our Children," *Sunday Times* (London), April 14, 2002. 以下も合わせて参照されたい。Liza Mundy, "A World of Their Own," *Washington Post*, March 31, 2002, p. W22.

(2) 前掲 Driscoll, "Why We Chose Deafness for Our Children."

(3) 以下参照。Gina Kolata, "$50,000 Offered to Tall, Smart Egg Donor," *New York Times*, March 3, 1999, p. A10.

(4) Alan Zarembo, "California Company Clones a Woman's Cat for $50,000," *Los Angeles Times*, December 23, 2004.

(5) ジェネティック・セイヴィングス&クローン社のウェブサイト参照。http://www.savingsandclone.com；前掲 Zarembo, "California Company Clones a Woman's Cat for $50,000."

(6) 「健康以上（better than well）」という表現は、Carl Elliott, *Better Than Well : American Medicine Meets the American Dream* (New York : W. W. Norton, 2003) からの引用である。ただしエリオット自身はこの表現を、Peter D. Kramer, *Listening to Prozac*, rev. ed. (New York : Penguin, 1997) （ピーター・D・クレイマー『脅威の脳内薬品――鬱に勝つ「超」特効薬』堀たほ子訳、渋谷直樹監修、同朋舎、一九九七年）

原　　注

から引用している。

(7) E. M. Swift and Don Yaeger, "Unnatural Selection," *Sports Illustrated*, May 14, 2001, p. 86 ; H. Lee Sweeney, "Gene Doping," *Scientific American*, July 2004, pp. 62–69.

(8) Richard Sandomir, "Olympics : Athletes May Next Seek Genetic Enhancement," *New York Times*, March 21, 2002, p. 6.

(9) Rick Weiss, "Mighty Smart Mice," *Washington Post*, September 2, 1999, p. A1 ; Richard Saltus, "Altered Genes Produce Smart Mice, Tough Questions," *Boston Globe*, September 2, 1999, p. A1 ; Stephen S. Hall, "Our Memories, Our Selves," *New York Times Magazine*, February 15, 1998, p. 26.

(10) 前掲 Hall, "Our Memories, Our Selves," p. 26 ; Robert Langreth, "Viagra for the Brain," *Forbes*, February 4, 2002 ; David Tuller, "Race Is On for a Pill to Save the Memory," *New York Times*, July 29, 2003 ; Tim Tully et al., "Targeting the CREB Pathway for Memory Enhancers," *Nature Reviews Drug Discovery* 2 (April 2003) : 267–277 ; *www. memorypharma.com*. (メモリー・ファーマシューティカルズ社のウェブサイトのURLだが現在はリンク切れ)。

(11) Ellen Barry, "Pill to Ease Memory of Trauma Envisioned," *Boston Globe*, November 18, 2002, p. A1 ; Robin Maranz Henig, "The Quest to Forget," *New York Times Magazine*, April 4, 2004, pp. 32–37 ; Gaia Vince, "Rewriting Your Past," *New Scientist*, December 3, 2005, p. 32.

(12) Marc Kaufman, "FDA Approves Wider Use of Growth Hormone," *Washington Post*, July 26, 2003, p. A12.

(13) Patricia Callahan and Leila Abboud, "A New Boost for Short Kids," *Wall Street Journal*, June 11, 2003.

(14) 前掲 Kaufman, "FDA Approves Wider Use of Growth Hormone"; Melissa Healy, "Does Shortness Need a Cure?" *Los Angeles Times*, August 11, 2003.

(15) 前掲 Callahan and Abboud, "A New Boost for Short Kids."

(16) Talmud, *Niddah* 31b. タルムードの引用は以下の文献による。Miryam Z. Wahrman, *Brave New Judaism : When Science and Scripture Collide* (Hanover, NH : Brandeis University Press, 2002), p. 126 ; Meredith Wadman, "So You Want a Girl?" *Fortune*, February 19, 2001, p. 174 ; Karen Springen, "The Ancient Art of Making Babies," *Newsweek*, January 26, 2004, p. 51.

(17) Susan Sachs, "Clinics' Pitch to Indian Emigrés: It's a Boy," *New York Times*, August 15, 2001, p. A1 ; Seema Sirohi, "The Vanishing Girls of India," *Christian Science Monitor*, July 30, 2001, p. 9 ; Mary Carmichael, "No Girls, Please," *Newsweek*, January 26, 2004 ; Scott Baldauf, "India's 'Girl Deficit' Deepest among Educated," *Christian Science Monitor*, January 13, 2006, p. 1 ; Nicholas Eberstadt, "Choosing the Sex of Children : Demographics" (米国大統領生命倫理評議会における発表、二〇〇二年十月十七日) at *www.bioethics.gov/transcrips/oct02/session2.html* (現在はリンク切れ); B. M. Dickens, "Can Sex Selection Be Ethically Tolerated?" *Journal of Medical Ethics* 28 (December 2002): 335-336; "Quiet Genocide: Declining Child Sex Ratios," *Statesman* (India), December 17, 2001.

(18) ジェネティクス＆ＩＶＦ研究所ウェブサイト参照。*www.microsort.net*；以下も合わせて参照されたい。前掲 Waldman, "So You Want a Girl?"; Lisa Belkin, "Getting the Girl," *New York Times Magazine*, July 25, 1999 ; Claudia Kalb, "Brave New Babies," *Newsweek*, January 26, 2004, pp. 45-52.

原　　注

(19) Felicia R. Lee, "Engineering More Sons than Daughters: Will It Tip the Scales toward War?" *New York Times*, July 3, 2004, p. B7 ; David Glenn, "A Dangerous Surplus of Sons?" *Chronicle of Higher Education*, April 30, 2004, p. A14 ; Valerie M. Hudson and Andrea M. den Boer, *Bare Branches: Security Implications of Asia's Surplus Male Population* (Cambridge, MA : MIT Press, 2004).

(20) 前掲ジェネティクス＆ＩＶＦ研究所ウェブサイト参照。

■第二章　サイボーグ選手

(1) こうした理由により私は、米国大統領生命倫理評議会報告書の中で示されているパフォーマンス向上〔エンハンスメント〕にかんする分析の主旨には、賛成していない。報告書については以下を参照。*Beyond Therapy : Biotechnology and the Pursuit of Happiness. A Report of the President's Council on Bioethics* (Washington, DC : 2003), pp. 123-156（レオン・Ｒ・カス編著『治療を超えて――バイオテクノロジーと幸福の追求』倉持武監訳、青木書店、二〇〇五年、一四一―一八〇頁）, at *http://www.bioethics.gov/reports/beyondtherapy/index.html*.

(2) Hank Gola, "Fore! Look Out for Lasik," *Daily News*, May 28, 2002, p. 67.

(3) 以下参照。Malcolm Gladwell, "Drugstore Athlete," *New Yorker*, September 10, 2001, p. 52, and Neal Bascomb, *The Perfect Mile* (London : CollinsWillow, 2004).（ニール・バスコム『パーフェクトマイル――１マイル４分の壁に挑んだアスリート』松本剛史訳、ソニー・マガジンズ、二〇〇四年）。

(4) 以下参照。Andrew Tilin, "The Post-Human Race," *Wired*, August 2002, pp. 82-89, 130-131, and Andrew Kramer, "Looking High and Low for Winners," *Boston Globe*, June 8, 2003.

(5) 以下参照：Matt Seaton and David Adam, "If This Year's Tour de France Is 100％ Clean, Then That Will Certainly Be a First," *Guardian*, July 3, 2003, p. 4 および、前掲 Gladwell, "Drugstore Athlete."

(6) Gina Kolata, "Live at Altitude? Sure. Sleep There? Not So Sure," *New York Times*, July 26, 2006, p. C12; Christa Case, "Athlete Tent Gives Druglike Boost. Should It Be Legal?" *Christian Science Monitor*, May 12, 2006. 世界アンチ・ドーピング機構倫理パネルでのメモ「低酸素環境の人工的誘発にかんするWADA覚書」のコピーを提供してくださったトマス・H・マレー議長に感謝申し上げる。

(7) Selena Roberts, "In the NFL, Wretched Excess Is the Way to Make the Roster," *New York Times*, August 1, 2002, pp. A21, A23.

(8) Ibid., p. A23.

(9) 『炎のランナー』の例を提案してくれたレオン・R・カスに感謝申し上げる。

(10) 以下参照：Blair Tindall, "Better Playing through Chemistry," *New York Times*, October 17, 2004.

(11) Anthony Tommasini, "Pipe Down! We Can Hardly Hear You," *New York Times*, January 1, 2006, pp. AR1, AR25.

(12) Ibid., p. AR25.

(13) Ibid.

(14) G. Pascal Zachary, "Steroids for Everyone!" *Wired*, April 2004.

(15) *PGA Tour, Inc., v. Casey Martin*, 532 U.S. 661 (2001). スカリア判事の反対意見については、六九九―七〇一頁参照。

(16) ハンス・ウルリッヒ・グンブレヒトが、スポーツにおける卓越性を称讃に値する美の表現と評するさいにおこなっているのも、同様の主張であろう。これについては以下参照。Gumbrecht, *In Praise of Athletic Beauty* (Cambridge, MA: Harvard University Press, 2006), メジャーリーグでもっとも偉大な監督の一人であるトニー・ラルーサは、ゲームの微妙な本質をつかみ取るようなプレーに対して、美しさのカテゴリーをあてがっている。いわく、「美しい。まったく美しい野球だ」。以下の著作での引用。Buzz Bissinger, *Three Nights in August* (Boston: Houghton Mifflin, 2005), pp. 2, 216-7, 253.

## ■ 第三章 設計される子ども、設計する親

(1) 二〇〇二年十月十七日の米国大統領生命倫理評議会における、メイの発言より。*http://bioethicsprint.bioethics.gov/transcripts/oct02/session2.html*

(2) Julian Savulescu, "New Breeds of Humans: The Moral Obligation to Enhance," *Ethics, Law and Moral Philosophy of Reproductive Biomedicine* 1, no. 1 (March 2005): 36-39 ; Julian Savulescu, "Why I Believe Parents Are Morally Obliged to Genetically Modify Their Children," *Times Higher Education Supplement*, November 5, 2004, p. 16.

(3) 二〇〇二年一月十七日の米国大統領生命倫理評議会における、メイの発言より。*www.bioethics.gov/transcripts/jan02/jansession2intro.html*. 以下も合わせて参照されたい。William F. May, "The President's Council on Bioethics: My Take on Some of Its Deliberations," *Perspectives in Biology and Medicine* 48 (Spring 2005): 230-231.

(4) Ibid.

(5) 以下参照。Alvin Rosenfeld and Nicole Wise, *Hyperparenting: Are You Hurting Your Child by Trying Too Hard?* (New York: St. Martin's Press, 2000). (アルヴィン・ローゼンフェルド、ニコル・ワイズ『親をやりすぎる親たち』藤野邦夫訳、講談社、二〇〇一年)。

(6) Robin Finn, "Tennis: Williamses Are Buckled in and Rolling, at a Safe Pace," *New York Times*, November 14, 1999, sec. 8, p. 1; Steve Simmons, "Tennis Champs at Birth," *Toronto Sun*, August 19, 1999, p. 95.

(7) Dale Russakoff, "Okay, Soccer Moms and Dads: Time Out!" *Washington Post*, August 25, 1998, p. A1; Jill Young Miller, "Parents, Behave! Soccer Moms and Dads Find Themselves Graded on Conduct, Ordered to Keep Quiet," *Atlanta Journal and Constitution*, October 9, 2000, p. 1D; Taisha Robertson, "Whistles Blow for Alpha Families to Call a Timeout," *Boston Globe*, November 26, 2004, p. A1.

(8) Bill Pennington, "Doctors See a Big Rise in Injuries as Young Athletes Train Nonstop," *New York Times*, Feburary 22, 2005, pp. A1, C19.

(9) Tamar Lewin, "Parents' Role Is Narrowing Generation Gap on Campus," *New York Times*, January 6, 2003, p. A1.

(10) Jenna Russell, "Fending Off the Parents," *Boston Globe*, November 20, 2002, p. A1. 以下も合わせて参照された。Marilee Jones, "Parents Get Too Aggressive on Admissions," *USA Today*, January 6, 2003, p. 13A; Barbara Fitzgerald, "Helicopter Parents," *Richmond Alumni Magazine*, Winter 2006, pp. 20-23.

(11) Judith R. Shapiro, "Keeping Parents off Campus," *New York Times*, August 22, 2003, p. 23.

原注

(12) Liz Marlantes, "Prepping for the Test," *Christian Science Monitor*, November 2, 1999, p. 11.

(13) Marlon Manuel, "SAT Prep Game Not a Trivial Pursuit," *The Atlanta Journal-Constitution*, October 8, 2002, p. 1E.

(14) Jane Gross, "Paying for a Disability Diagnosis to Gain Time on College Boards," *New York Times*, September 26, 2002, p. A1.

(15) Robert Worth, "Ivy League Fever," *New York Times*, September 24, 2000, Section 14WC, p. 1 ; Anne Field, "A Guide to Lead You through the College Maze," *BusinessWeek*, March 12, 2001.

(16) 同社ウェブサイト参照。*www.ivywise.com* ; Liz Willen, "How to Get Holly into Harvard," *Bloomberg Markets*, September 2003.

(17) このコーエンの発言は以下での引用による。David L. Kirp and Jeffrey T. Holman, "This Little Student Went to Market," *American Prospect*, October 7, 2002, p. 29.

(18) Robert Worth, "For $300 an Hour, Advice on Courting Elite Schools," *New York Times*, October 25, 2000, p. B12 ; Jane Gross, "Right School for 4-Year-Old? Find an Adviser," *New York Times*, May 28, 2003, p. A1.

(19) Emily Nelson and Laurie P. Cohen, "Why Jack Grubman Was So Keen to Get His Twins into the Y," *Wall Street Journal*, November 15, 2002, p. A1 ; Jane Gross, "No Talking Out of Preschool," *New York Times*, November 15, 2002, p. B1.

(20) Constance L. Hays, "For Some Parents, It's Never Too Early for SAT Prep," *New York Times*, December 20, 2004, p. C2 ; 前掲 Worth, "For $300 an Hour."

(21) 宿題の量については、ミシガン大学社会調査研究所による研究を引用している以下の文献参照。Marjorie Coeyman, "Childhood Achievement Test," *Christian Science Monitor*, December 17, 2002, p. 11 ; Kate Zernike, "No Time for Napping in Today's Kindergaten," *New York Times*, October 23, 2000, p. A1 ; Susan Brenna, "The Littlest Test Takers," *New York Times Education Life*, November 9, 2003, p. 32.

(22) 以下参照。Lawrence H. Diller, *Running on Ritalin : A Physician Reflects on Children, Society, and Performance in a Pill* (New York : Bantam, 1998) ; Lawrence H. Diller, *The Last Normal Child* (New York : Praeger, 2006) ; Gardiner Harris, "Use of Attention-Deficit Drugs Is Found to Soar among Adults," *New York Times*, September 15, 2005. リタリンとアンフェタミンの生産量は以下による。Methylphenidate Annual Production Quota (1990-2005) and Amphetamine Annual Production Quota (1990-2005), Office of Public Affairs, Drug Enforcement Administration, Department of Justice, Washington, D. C., 2005. ただしここで参照したのは、以下の文献中に引用されている数値である。前掲 Diller, *The Last Normal Child*, pp. 22, 132-133.

(23) ジュリー・マグノ・ジートによる研究 (*Journal of the American Medical Association*, Feburary 2000) を引用している以下の文献参照。Susan Okie, "Behavioral Drug Use in Toddlers Up Sharply," *Washington Post*, February 23, 2000, p. A1. 以下も合わせて参照されたい。Sheryl Gay Stolberg, "Preschool Meds," *New York Times Magazine*, November 17, 2002, p. 59 ; Erica Goode, "Study Finds Jump in Children Taking Psychiatric Drugs," *New York Times*, January 14, 2003, p. A21 ; Andrew Jacobs, "The Adderall Advantage," *New York Times Education Life*, July 31, 2005, p. 16.

144

## ■第四章 新旧の優生学

(1) 優生学の歴史については、ダニエル・J・ケヴルズによる以下の優れた著作を参照。Daniel J. Kevles, *In the Name of Eugenics* (Cambridge, MA: Harvard University Press, 1995), pp. 3-19. (ダニエル・J・ケヴルズ『優生学の名のもとに――「人類改良」の悪夢の百年』西俣総平訳、朝日新聞社、一九九三年、七―三六頁)。

(2) Francis Galton, *Hereditary Genius: An Inquiry into Its Laws and Consequences* (London: Macmillan, 1869), p. 1. ここでの引用は以下による。前掲 Kevles, *In the Name of Eugenics*, p. 4. (邦訳八頁)。

(3) Francis Galton, *Essays in Eugenics* (London: Eugenics Education Society, 1909), p. 42.

(4) Charles B. Davenport, *Heredity in Relation to Eugenics* (New York: Henry Holt & Company, 1911 ; New York: Arno Press, 1972), p. 271. ここでの引用は以下による。Edwin Black, *War against the Weak* (New York: Four Walls Eight Windows, 2003), p. 45. 以下も合わせて参照されたい。前掲 Kevles, *In the Name of Eugenics*, pp. 41-56. (邦訳七五―一〇二頁)。

(5) ルーズヴェルトによる、一九一三年一月三日付のダヴェンポート宛書簡より。ここでの引用は以下による。前掲 Black, *War against the Weak*, p. 99. 概観としては以下を参照。前掲 Black, *War against the Weak*, pp. 93-105, 前掲 Kevles, *In the Name of Eugenics*, pp. 85-95. (邦訳一五一―一六八頁)。

(6) マーガレット・サンガーの引用は以下による。前掲 Kevles, *In the Name of Eugenics*, p. 90. (邦訳一五九頁)。以下も合わせて参照されたい。前掲 Black, *War against the Weak*, pp. 125-144.

(7) 前掲 Kevles, *In the Name of Eugenics*, pp. 61-63, 89. (邦訳一一〇―一一四頁、一五八頁)。

(8) Ibid., pp. 100, 107–112.（邦訳一七六頁、一八七―一九六頁）；前掲 Black, *War against the Weak*, pp. 117–123；*Buck v. Bell*, 274 U. S.（1927）.

(9) Adolf Hitler, *Mein Kampf*, trans. Ralph Manheim (Boston : Houghton Mifflin, 1943), vol. 1, chap. 10, p. 255.（アドルフ・ヒトラー『わが闘争（上）』平野一郎・将積茂訳〈角川文庫〉角川書店、一九七三年、三三二頁）。ここでの引用は以下による。前掲 Black, *War against the Weak*, p. 274.

(10) 前掲 Black, *War against the Weak*, pp. 300–302.

(11) 前掲 Kevles, *In the Name of Eugenics*, p. 169.（邦訳二九六頁）；前掲 Black, *War against the Weak*, p. 400.

(12) リー・クアンユーの発言は、一九八三年八月十四日の国民結集日（National Rally Day）で催された演説「将来の才能に向けて」(Talent for the Future) による。以下参照。Saw Swee-Hock, *Population Policies and Programmes in Singapore* (Singapore : Institute of South East Asian Studies, 2005), pp. 243–249 (Appendix A). ここでは以下の再録を利用した。*www.yayapapayaz.com/ringisei/2006/07/11/ndr1983/*.（現在リンク切れ）。

(13) C. K. Chan, "Eugenics on the Rise : A Report from Singapore," in Ruth F. Chadwick, ed., *Ethics, Reproduction, and Genetic Control* (London : Routledge, 1994), pp. 164–171. 以下も合わせて参照されたい。Dan Murphy, "Need a Mate? In Singapore, Ask the Government," *Christian Science Monitor*, July 26, 2002, p. 1.

(14) Sara Webb, "Pushing for Babies : Singapore Fights Fertility Decline," Reuters, April 26, 2006, at *http://www.singapore-window.org/*.

原　　注

(15) Mark Henderson, "Let's Cure Stupidity, Says DNA Pioneer," *Times* (London), February 23, 2003, p. 13.

(16) Steve Boggan, "Nobel Winner Backs Abortion 'For Any Reason'," *Independent* (London), February 17, 1997, p. 7.

(17) Gina Kolata, "$50,000 Offered to Tall, Smart Egg Donor," *New York Times*, March 3, 1999, p. A10 ; Carey Goldberg, "On Web, Models Auction Their Eggs to Bidders for Beautiful Children," *New York Times*, October 23, 1999, p. A11 ; Carey Goldberg, "Egg Auction on Internet Is Drawing High Scrutiny," *New York Times*, October 28, 1999, p. A26.

(18) グラハムの引用は以下による。David Plotz, "The Better Baby Business," *Slate*, March 13, 2001, at *http://www.slate.com/id/102374/*.

(19) David Plotz, "The Myths of the Nobel Sperm Bank," *Slate*, February 23, 2001, at *http://www.slate.com/id/101318/*; 前掲 Plotz, "The Better Baby Business." 以下も合わせて参照されたい。前掲 Kevles, *In the Name of Eugenics*, pp. 262–263. （邦訳四四七‐四四九頁）。

(20) クライオバンク社については、以下の貴重な記述に負う。David Plotz, "The Rise of the Smart Sperm Shopper," *Slate*, April 20, 2001, at *http://www.slate.com/id/104633/*.

(21) ロスマンの引用は以下による。前掲 Plotz, "The Rise of the Smart Sperm Shopper." 精子提供者の資格と報酬については、クライオバンク社のウェブサイト参照：*http://www.cryobank.com/index.cfm?page=35*. 以下の文献も参照されたい。Sally Jacobs, "Wanted : Smart Sperm," *Boston Globe*, September 12, 1993, p. 1.

(22) Nicholas Agar, "Liberal Eugenics," *Public Affairs Quarterly* 12, no. 2 (April 1998): 137. 以下にも再録さ

れている。Helga Kuhse and Peter Singer, eds., *Bioethics: An Anthology* (Blackwell, 1999), p. 171.

(23) Allen Buchanan et al., *From Chance to Choice: Genetics and Justice* (Cambridge: Cambridge University Press, 2000), pp. 27–60, 156–191, 304–345.

(24) Ronald Dworkin, "Playing God: Genes, Clones, and Luck," in Ronald Dworkin, *Sovereign Virtue* (Cambridge, MA: Harvard University Press, 2000), p. 452. (ロナルド・ドゥウォーキン『平等とは何か』小林公・大江洋・高橋秀治・高橋文彦訳、木鐸社、二〇〇二年、五八九頁)。

(25) Robert Nozick, *Anarchy, State, and Utopia* (New York: Basic Books, 1974), p. 315. (ロバート・ノージック『アナーキー・国家・ユートピア——国家の正当性とその限界』嶋津格訳、木鐸社、一九九五年、五一二頁)。

(26) John Rawls, *A Theory of Justice* (Cambridge, MA: Harvard University Press, 1971), pp. 107–108. (ジョン・ロールズ『正義論』矢島鈞次監訳、紀伊國屋書店、一九七九年、八一–八二頁)。

(27) この点については、デイヴィッド・グレウォルとの非常に有意義な議論に負う。

(28) この表現の初出は以下の文献である。Joel Feinberg, "The Child's Right to an Open Future," in W. Aiken and H. LaFollette, eds., *Whose Child? Children's Rights, Parental Authority, and State Power* (Totowa, NJ: Rowman and Littlefield, 1980). この表現を引き合いに出してリベラル優生学と結びつけているのは、以下の箇所である。前掲 Buchanan et al., *From Chance to Choice*, pp. 170–176.

(29) 前掲 Buchanan et al., *From Chance to Choice*, p. 174.

(30) 前掲 Dworkin, "Playing God: Genes, Clones, and Luck," p. 452. (邦訳五八九頁)。

(31) Jürgen Habermas, *The Future of Human Nature* (Oxford : Polity Press, 2003), pp. vii, 2.（ユルゲン・ハーバーマス『人間の将来とバイオエシックス』三島憲一訳、法政大学出版局、二〇〇四年、五頁、九―一〇頁）。

(32) Ibid., p. 79.（邦訳未収録の後記からの引用）

(33) Ibid., p. 23.（邦訳四三頁）。

(34) Ibid., pp. 64-65.（邦訳一〇九―一一〇頁）。

(35) Ibid., pp. 58-59.（邦訳九七―九八頁）。アーレントの出生性や人間行動をめぐる議論については、以下参照。Hannah Arendt, *The Human Condition* (Chicago : University of Chicago Press, 1958), pp. 8-9, 177-178, 247.（ハンナ・アレント『人間の条件』志水速雄訳、筑摩書房、一九九四年、一二―一三頁、二八九―二九〇頁、三八五―三八六頁）。

(36) Ibid., p. 75.（邦訳未収録の後記からの引用）。

(37) 人格の関与しない何かしらの力への依存は、他の人格への依存に比べれば自由に逆行するところが少ないという発想は、ジャン＝ジャック・ルソーの社会契約論の中にも見受けられる。「各人は自己をすべての人に与えて、しかも誰にも自己を与えない」。以下参照。Rousseau, *On the Social Contract* (1762), ed. and trans. Donald A. Cress (Indianapolis : Hackett Publishing Co., 1983), Book I, chap. VI, p. 24.（ルソー『社会契約論』桑原武夫・前川貞次郎訳〈岩波文庫〉岩波書店、一九五四年、三〇頁）。

■ 第五章 支配と贈与

(1) Tom Verducci, "Getting Amped : Popping Amphetamines or Other Stimulants Is Part of Many Players' Pregame Routine," *Sports Illustrated*, June 3, 2002, p. 38.

(2) 以下参照。Amy Harmon, "The Problem with an Almost-Perfect Genetic World," *New York Times*, November 20, 2005 ; Amy Harmon, "Burden of Knowledge : Tracking Prenatal Health," *New York Times*, June 20, 2004 ; Elizabeth Weil, "A Wrongful Birth?" *New York Times*, March 12, 2006. 出生前診断に伴う道徳的問題一般については、以下を参照されたい。Erik Parens and Adrienne Asch, eds., *Prenatal Testing and Disability Rights* (Washington, DC : Georgetown University Press, 2000).

(3) 以下参照。Laurie McGinley, "Senate Approves Bill Banning Bias Based on Genetics," *Wall Street Journal*, October 15, 2003, p. D11.

(4) 以下参照。John Rawls, *A Theory of Justice* (Cambridge, MA : Harvard University Press, 1971), pp. 72-75, 102-105. (ジョン・ロールズ『正義論』矢島鈞次監訳、紀伊國屋書店、一九七九年、五五-五七、七八-八〇頁)。

(5) 私の議論に対するこうした批判は、以下の異なる視点から提起されている。カーソン・ストロングによる批判は、Carson Strong, "Lost in Translation," *American Journal of Bioethics* 5 (May-June 2005): 29-31. ロバート・P・ジョージによる批判は、二〇〇二年十二月十二日の米国大統領生命倫理評議会での議論による（議事録は以下より入手可能。*http://www.bioethics.gov/transcripts/dec02/session4.html*）。

(6) 現代の自己理解の仕方が、複雑に入り組んだ認識されざる道徳的源泉に由来していることを明らかに

原　　注

(7) 以下参照。Frances M. Kamm, "Is There a Problem with Enhancement?" *American Journal of Bioethics* 5 (May-June 2005): 1-10. この論文の中でカムは、私が以前のエッセーでおこなった議論を鋭く批判し、私が支配への「衝動」や「性向」と呼ぶものを個々の行為者の欲求や動機と解釈したうえで、そうした欲求に従って行為するからといってエンハンスメントが許容不可能になるわけではないと主張している。

(8) この点にかんする議論は、パトリック・アンドリュー・スロンソンの卒業論文（"Enhancement and Reflection: Korsgaard, Heidegger, and the Foundation of Ethical Dicourse", Harvard University, December 3, 2004）に負う。以下も合わせて参照されたい。Jason Robert Scott, "Human Dispossession and Human Enhancement," *American Journal of Bioethics* 5 (May-June 2005): 27-28.

(9) 「曲がった人間性の材木からはまっすぐなものは作れない」というカントの一節は、以下で引用されている。Isaiah Berlin, "John Stuart Mill and the Ends of Life," in Berlin, *Four Essays on Liberty* (London: Oxford University Press, 1969), p. 193.（「ジョン・スチュアート・ミルと生の目的」小川晃一・小池銈訳、アイザィア・バーリン『自由論』小川晃一・福田歓一・小池銈・生松敬三共訳、みすず書房、一九七一年所収、四二七頁）。

(10) Robert L. Sinsheimer, "The Prospect of Designed Genetic Change," *Engineering and Science Magazine*, April 1969 (California Institute of Technology). 以下にも再録されている。Ruth F. Chadwick, ed., *Ethics, Reproduction and Genetic Control* (London: Routledge, 1994), pp. 144-145.

151

(11) Ibid., p. 145.
(12) Ibid., pp. 145-146.

■エピローグ　胚の倫理

(1) 二〇〇六年七月十九日米国大統領報道官室発表「大統領、幹細胞研究の方針を議論」。"President Discusses Stem Cell Research Policy," Office of the Press Secretary, the White House, July 19, 2006. *http://www.whitehouse.gov/news/releases/2006/07/20060719-3.html*. （現在リンク切れ）；二〇〇六年七月十九日米国大統領報道官室発表、ジョージ・W・ブッシュ大統領の「米国連邦議会下院へのメッセージ」。George W. Bush, "Message to the House of Representatives," Office of the Press Secretary, the White House, July 19, 2006. *http://www.whitehouse.gov/news/releases/2006/07/20060719-5.html*. （現在リンク切れ）。

(2) 二〇〇六年七月十八日米国大統領報道官トニー・スノー定例記者会見。*http://www.whitehouse.gov/news/releases/2006/07/20060718.html*. （現在リンク切れ）；二〇〇六年七月二十四日米国大統領報道官トニー・スノー定例記者会見。*http://www.whitehouse.gov/news/releases/2006/07/20060724-4.html*. （現在リンク切れ）；Peter Baker, "White House Softens Tone on Embryo Use," *Washington Post*, July 25, 2006, p. A7.

(3) 英国の二〇〇一年生殖クローン法（Human Reproductive Cloning Act 2001）は以下で閲覧可能。*http://www.opsi.gov.uk/acts/acts2001/20010023.htm*.

(4) 二〇〇〇年四月二十六日ワシントンDCでの、上院歳出委員会労働・健康福祉・教育予算小委員会

原　　注

(Senate Appropriations Labor, HHS, and Education Subcommittee) におけるサム・ブラウンバック上院議員による証言。ブラウンバックによる二〇〇〇年四月二六日プレスリリース「ブラウンバック議員、本日の公聴会にて胚性幹細胞研究に異議を唱える」より引用。*http://brownback.senate.gov/pressapp/record.cfm?id=176080&year=2000&*.

(5) 二〇〇二年一月二二日ワシントンDCでの、いのちの行進 (March for Life) 年次集会におけるブラウンバックによる演説。ブラウンバックによる二〇〇二年一月二二日プレスリリース「ブラウンバック議員、いのちの行進にて演説」より引用。*http://brownback.senate.gov/pressapp/record.cfm?id=180278&year=2002&*.

(6) 本節の議論は、以下の私の論考や大統領生命倫理評議会での発言を、加筆したうえで利用している。Sandel, "The Anti-Cloning Conundrum," *New York Times*, May 28, 2002; *Human Cloning and Human Dignity : Report of the President's Council on Bioethics* (New York: PublicAffairs, 2002), pp.343–347.

(7) Senator Bill Frist, *Congressional Record—Senate*, 107th Cong. 2nd sess., Vol. 148, no. 37, April 9, 2002, pp. 2384–2385 ; Bill Frist, "Not Ready for Human Cloning," *Washington Post*, April 11, 2002, p. A29 ; Bill Frist, "Meeting Stem Cells' Promise—Ethically," *Washington Post*, July 18, 2006 ; Mitt Romney, "The Problem with the Stem Cell Bill," *Boston Globe*, March 6, 2005, p. D11.

(8) Charles Krauthammer, "Crossing Lines," *New Republic*, April 29, 2002, p. 23.

(9) 意図と予見の区別をクローン技術と幹細胞をめぐる論争に適用した有益な議論として、以下参照。William Fitzpatrick, "Surplus Embryos, Nonreproductive Cloning, and the Intend/Foresee Distinction,"

⑩ *Hastings Center Report*, May–June 2003, pp. 29–36.

⑪ Nicholas Wade, "Clinics Hold More Embryos Than Had Been Thought," *New York Times*, May 9, 2003, p. 24.

⑫ 「失われるものは何もない」という表現は、以下より引用。Gene Outka, "The Ethics of Human Stem Cell Research," *Kennedy Institute of Ethics Journal* 12, no. 2 (2002): 175–213. この論文でアウトカは、私が批判する折衷案の立場を擁護している。二〇〇二年四月二十五日大統領生命倫理評議会でのアウトカによる「失われるものは何もない」原則についての議論も合わせて参照されたい。*http://bioethics.gov/transcripts/apr02/apr25session3.html*.

⑬ 本節および次節の議論は、以下の私の論考や大統領生命倫理評議会での発言を、加筆のうえで利用している。Sandel, "Embryo Ethics: The Moral Logic of Stem Cell Research," *New England Journal of Medicine* 351 (July 15, 2004): 207–209；前掲 *Human Cloning and Human Dignity*.

⑭ 大統領生命倫理評議会での私の同僚ポール・マクヒューがこの見解を提示している。以下参照。"Statement of Dr. McHugh," in the appendix to *Human Cloning and Human Dignity: The Report of the President's Council of Bioethics* (New York: PublicAffairs, 2002), pp. 332–333；Paul McHugh, "Zygote and 'Clonote': The Ethical Use of Embryonic Stem Cells," *New England Journal of Medicine* 351 (July 15, 2004): 209–211. マクヒューが大統領評議会での議論において初めてこの考えを口にしたとき、あまりに馬鹿げているとして批判を浴びた。だが、後に証言したMITの幹細胞生物学者ルドルフ・ヤニッシュは、マクヒューが主張する接合子とクロノートの区別に対して、科学的な見地から支持を与えた。その詳細についてマクヒ

原　注

(14) この類比に対する批判的な議論については、以下参照。Robert P. George and Patrick Lee, "Acorns and Embryos," *New Atlantis* 7 (Fall 2004/Winter 2005): 90-100. 彼らの論文は、私の以前の論文（前掲 Sandel, "Embryo Ethics"）に対する応答である。

(15) ソリテス論証に私の注意を向けてくれたリチャード・タックと、その論証と胚の道徳的地位をめぐる論争との関連性を指摘してくれたデイヴィッド・グレウォルに感謝する。

(16) 二〇〇六年七月十九日米国大統領報道官室発表「大統領、幹細胞研究の方針を議論」"President Discusses Stem Cell Research Policy," Office of the Press Secretary, the White House, July 19, 2006. 以下のウェブサイトから入手可能。*http://www.whitehouse.gov/news/releases/2006/07/20060719-5.html.* （現在リンク切れ）。

(17) George J. Annas, "A French Homunculus in a Tennessee Court," *Hastings Center Report* 19 (November 1989): 20-22.

(18) 自然な生殖過程で胚が失われる割合は、六〇パーセントから八〇パーセントである。ユタ大学医科大学院小児科・人類遺伝学・産科婦人科教授のジョン・M・オピッツ博士によれば、受精卵の約六〇パーセントが失われ、七日目段階にまで到達した受精卵の約六〇パーセントが失われる。ワシントンDC、二〇〇三年一月十六日大統領生命倫理評議会でのジョン・M・オピッツ博士による発表参照。*http://bioethics.gov/transcripts/jan03/session1.html.*『国際産科ジャーナル』（*International Journal of*

は、二〇〇三年七月二十四日大統領生命倫理評議会でのルドルフ・ヤニッシュの発表と、それに引き続く議論を参照されたい。*http://bioethics.gov/transcripts/july03/session3.html.*

*Fertility*) 誌上で発表された研究によれば、自然受精の少なくとも七三パーセントが最初の六週間で失われ、残ったもののうち約一〇パーセントが分娩までに失われる。その詳細については以下参照。C. E. Boklage, "Survival Probability of Human Conceptions from Fertilization to Term," *International Journal of Fertility* 35 (March–April 1990): 75-94. 自然な生殖での胚の喪失が持つ倫理的含意については、以下の議論を参照。John Harris, "Stem Cells, Sex, and Procreation," *Cambridge Quarterly of Healthcare Ethics* 12 (2003).: 353-371.

# 訳注

## ■第一章 エンハンスメントの倫理

*1 （五頁） アイヴィー・リーグ　米国北東部にある名門私立大学連盟であり、ブラウン大学、コロンビア大学、コーネル大学、ダートマス大学、ハーバード大学、プリンストン大学、ペンシルヴァニア大学、イェール大学によって構成される。

*2 （五頁） SAT　日本の大学入試センター試験のように、米国の高校生が大学を受験する際に受ける共通試験 Scholastic Assessment Test（大学適性試験）の略称。

*3 （九頁） デザイナー・チルドレン　遺伝子操作等の「設計」により、親の望む特徴を設えられた子どものこと。「デザイナー・ベビー」とも呼ばれる（「チルドレン」は「子ども」の複数形）。

*4 （一一頁） ボトックス注射　ボツリヌス菌の産生するボツリヌス毒素の神経毒性を利用して、筋肉を弛緩させ顔の皺や弛みをとり若返りを図る美容法のこと。

*5 （一三頁） 筋ジストロフィー　骨格筋が変性して壊死することで筋肉が委縮し、筋力が低下していく遺伝性の疾患の総称。

*6 （一四頁） ラインバッカー　アメリカンフットボールにおけるディフェンスチームのポジションの一つ。相手の選手に追いつくスピードと相手の選手にタックルを決めるパワーの双方が求められるポジション。

*7（二一頁）　レイク・ウォビゴン村の住人　ミネソタ・パブリック・ラジオ局の音楽バラエティ・ショー「ア・プレーリー・ホーム・コンパニオン」の中でホストのギャリソン・キーラが物語る、「レイク・ウォビゴン・ニュース」の舞台となる架空の村。この物語の締め括りにキーラが述べる、「女性がみな強く、男性はみなハンサムで、子どもたちがみな平均以上に成績がいいレイク・ウォビゴンからのニュースを、これで終わります」という決まり文句から、何らかの意識調査で対象者のほぼ全員が「自分は平均以上」と回答するという（実際にはありえない）現象のことを指して、「レイク・ウォビゴン効果」という言葉が生まれた（参照、熊谷鉱司「作家と作品について」ギャリソン・キーラ『レイク・ウォビゴンの人々』熊谷鉱司訳、東京書籍、一九九三年所収）。

■第二章　サイボーグ選手

*1（三〇頁）　プロメテウス的な熱望　プロメテウスはギリシャ神話に登場する神。自然の脅威や外敵に対してあまりにも無力な人間を見かねて、技術の智慧と火を他の神から盗み出して人間に与えたため、主神ゼウスの怒りにふれて罰せられた。このことから、プロメテウス的な熱望とは、自然を征服し、人間にとってより安全な環境を手に入れるために、（科学）技術や知性を進歩させようと望むことを指している。

*2（三一頁）　ピート・ローズ　米国メジャーリーグの元プロ野球選手（一九四一―）。メジャーリーガーとしては小柄な部類に入るものの、常に全力でプレーすることを惜しまないプレースタイルから、「チャーリー・ハッスル」とのニックネームでファンに愛された。通算安打記録や通算出場試合数などはメジャーリーグでも歴代最多で、二十四年間の長い現役生活においてMVP一回と、首位打者三回を獲得してい

158

訳注

＊3（三一頁） ジョー・ディマジオ　その華麗なプレースタイルから「ヤンキース・クリッパー（快速艇）」と称された米国メジャーリーグの元プロ野球選手（一九一四—一九九九）。一九四一年に五十六試合連続安打という今も破られていない不滅の大記録を残したほか、MVP三回、首位打者二回、本塁打王二回、打点王三回を獲得した。メジャーリーグデビューの年から打率三割を超え、二年目には本塁打王を獲得するなど、天才的なバッティングと華麗な守備でファンを魅了した。その人気は、現役として活躍したすべてのシーズン（十三シーズン）でオールスターに選出されたほどである。

＊4（三八頁） スーパーボウル　アメリカンフットボールのその年の年間チャンピオンを決定するための試合のこと。

＊5（三八頁） オフェンシヴ・ラインマン　アメリカンフットボールにおけるオフェンスチームのポジションの一つ。味方の攻撃がしやすいように、敵のディフェンスから他の選手を守る役目を持つため、屈強な体躯が要求される。

＊6（三八頁） タックル　オフェンシヴ・ラインマンのうち、そのラインの外側を担うポジション。

＊7（三八頁） ガルガンチュア　十六世紀のフランスの社会風刺小説『ガルガンチュアとパンタグリュエル』等に登場する非常に大食いな巨人。

＊8（三九頁） スウィープやスクリーン　共にアメリカンフットボールのランプレイの一つ。複雑な動きをするので、オフェンス・ラインマンには機敏な動作が要求される。

＊9（三九頁） バンプ　アメリカンフットボールにおいてディフェンスの選手が、相手の選手を手や体を

使って突き飛ばすこと。

*10 （四一頁） ワールド・レスリング・フェデレーション（WWF） 米国最大のプロレス団体ワールド・レスリング・エンターテイメント（WWE）の旧称。非常に派手でエンターテイメント性の高いプロレス団体。

*11 （四七頁） 障害を持つアメリカ人法 一九九〇年に米国で制定された連邦法。雇用、交通、公共施設の利用、通信などの面において、障害を持つ（持っていた）人たちを差別することを禁じている。

■第三章 設計される子ども、設計する親

*1 （五一頁） プロメテウス的な襲撃 訳注第二章*1参照。ここでは、人間がより便利で安全な環境を手に入れるために、技術の力を用いて自然な状態を征服しようとする試みのことを指す。

*2 （五三頁） 心気症 器質的身体疾患がないにもかかわらず、自分が重篤な疾患に罹患しているに違いないという思い込みにとらわれる精神疾患の一つ。

*3 （六三頁） ヘッドスタート計画 一九六五年から続く、米国政府による貧困家庭の子どもなどを対象とした教育支援プログラム。

■第四章 新旧の優生学

*1 （六八頁） 原形質 細胞の生きている部分を構成する物質の総称。人間の場合は細胞膜の内側にある物質、すなわち、核と細胞質を意味する。

# 訳　注

*2　（六九頁）　セオドア・ルーズベルト　米国第二十六代大統領（一九〇一―一九〇九）。一九〇六年にはノーベル平和賞も受賞している。

*3　（七八頁）　生殖質　生殖細胞に含まれる次世代へと受け継がれる要素のこと。

## ■第五章　支配と贈与

*1　（九一頁）　ゲーテッドコミュニティ　防犯性を向上させるために、周囲を塀で囲むなどの方法によって、中の住民以外の車や人の進入を制限した住宅地。

*2　（九四頁）　プロメテウス的衝動　訳注第二章*1参照。ここでは、人間がより便利で安全な環境を手に入れるために、自然な状態をあるがままに受け入れるよりも、技術の力を用いて自然な状態を征服したいと強く願うこと。

*3　（一〇四頁）　プロメテウス的な自己イメージ　訳注第二章*1参照。ここでは、人は技術の力を用いれば自分自身の自然な状態すら征服し、望みどおりの姿に変えていける存在なのだという人間観のこと。

## ■エピローグ　胚の倫理

*1　（一〇七頁）　ALS　筋委縮性側策硬化症。運動神経の変性によって筋肉の委縮を起こす難病で、予後も悪く治療法も確立していない。

*2　（一〇九頁）　クローン胚　核を取り除いた未受精卵に体細胞から取り出した核を移植し、電気刺激等を与えて作成する胚のこと。核を取り出した体細胞の持ち主と同じ遺伝子を有する。日本においては、二

161

〇九年の五月より難病治療研究のためのES細胞の作製などに限定して、ヒトクローン胚の作成が条件付きで許容されるようになった。

＊3 （一一九頁） **胚盤胞** 受精後五日程度経過した受精卵の状態。将来胎児になる内部細胞塊と胎盤などになる栄養外胚葉とに分かれるが、この内部細胞塊からES細胞の作製が行なわれる。

## 訳者解題

林　芳紀

本書は、Michael J. Sandel, *The Case against Perfection: Ethics in the Age of Genetic Engineering* (Cambridge, MA: Belknap Press of Harvard University Press, 2007) の全訳である。著者サンデルはハーバード大学教授であり、政治哲学・政治理論の分野では、いわゆるコミュニタリアニズム（共同体主義）の代表的論者として著名である。また、そのハーバード大学での講義は、二〇一〇年にNHK教育テレビで「ハーバード白熱教室」として放送され、話題を呼んだことから、その生き生きとした講義風景を目にされた方も多いだろう。

本書の内容を一言で要約するならば、それは、現在の生命倫理学の分野で活発に議論されている「エンハンスメント」問題に対する、批判的な立場からの考察ということになろう。ここで言う「エンハンスメント」を明確に定義することは難しいが、一般には、「健康の維持や回復に必要とされる以上に、人間の形態や機能を改善することを目指した介入」(1)などと説明される。したがって、予備校教育やスポーツのトレーニングなども、その意味では一種のエンハンスメントに該当する。しかし、このエンハンスメントがひとつの倫理的問題として浮上し、生命倫理学の中で盛んに議論されるまでに至った背景には、

164

## 訳者解題

遺伝子技術や脳科学技術をはじめとする近年の急速なバイオテクノロジーの進歩がある。つまり、こうしたバイオテクノロジーの発展により、従来に比べてもっと直接的に人間や身体を改造・改善する可能性が、急速に現実味を帯びてきたのである。もっとも、これらのテクノロジーがいきなり健常者に用いられて、すぐさま超人やサイボーグが作り出されるとは考えにくい。新たなバイオテクノロジーが人間に応用されるときには、まずは疾病や障害といった医療場面での開発が進められ、治療法の一種としてある程度定着したうえで、徐々に健常者によるエンハンスメント目的での利用にまで拡大されていくものと考えられる。したがって、生命倫理学の議論の中でエンハンスメントということで特に問題視されているのは、近年の急速なバイオテクノロジーの発展を背景とした「治療目的でない医学技術の行使」② のことと考えてもよいのかもしれない。いずれにせよ、本書は、これまで政治哲学・政治理論の領域で健筆を揮ってきたサンデルが、米国大統領生命倫理評議会の委員就任を契機として、このエンハンスメント問題という生命倫理の問題に真正面から取り組んだ、その成果である（その詳細な成立の経緯については、本書「序言」を参照のこと）。

さて、上記のとおり、エンハンスメントの問題は、現在の生命倫理学の中でももっとも盛んに議論されているトピックのひとつとなっており、およそ今世紀初頭から現在に至るまで、実に数多くの文献が公表されている。では、そうした現状にあって、本書におけるサンデルの見解にはどのような特徴や特異性が見出されるだろうか。確かにサンデルは、バイオテクノロジーを用いたエンハンスメントに対して批判的な態度を示している。しかし、ただエンハンスメントを批判するだけでよいのであれば、わざわざサンデルに越境のご足労を乞うには及ばない。実際、現在の生命倫理学の議論の上でも、エンハン

165

スメントをまったく無条件に容認・礼賛するような論調はあまり目に付かない。とはいえ、このようにエンハンスメント問題について論じた多数の文献のその内容を調べてみると、そこにはある一定の傾向があることに気付かされる。その傾向とは、これらの議論の中でエンハンスメントに対して倫理的な評価が下されるさいに援用されるのは、安全性、公平性、強制（自律・自由の侵害）というおよそ三つの論点に尽きているということであり、エンハンスメント問題をめぐる現在の生命倫理学の議論——少なくとも、生命倫理学の本場である英米圏の議論——においては、基本的にこれらの論点を超えるような確固たる批判の論拠は見出されていないのである。しかし、そもそもこれらの論点は、決してバイオテクノロジーによるエンハンスメントの是非をめぐる問題に特異なものではない。実際、エンハンスメント以外のいかなる目的でいかなる技術を利用する場合にも、これらの論点が倫理的な懸念をもたらうることは明白である。しかも、もし、バイオテクノロジーによるエンハンスメントのもたらす悪さ、不正さがこの程度の論点に尽くされているのだとすれば、それはエンハンスメントのことを懸念する理由は何もない、ということになりかねない。つまり、われわれはもはやエンハンスメントのことを懸念する理由は何もない、ということになりかねない。つまり、われわれはもしエンハンスメントについて懸念されたり非難されたりすべきことがあるとすれば、それはエンハンスメント技術の安全性や、アクセスの不公平や強制が生じる可能性だけであり、人々がエンハンスメント技術を利用することそれ自体については、何ら特別な問題は存在しないということになりかねないのである。

それに対して、本書におけるサンデルの議論は、これらのありきたりな論点に終始する現在の生命倫理学の議論の枠組を突破し、エンハンスメントがもたらす本質的な脅威に肉薄しようとする非常に冒険

166

訳者解題

的な試みとして、まずは評価することができよう。サンデルによれば、「リベラルな社会の場合、人々が最初に手を伸ばすのは、自律や公平や個人の権利などの言葉である。だが、こうした類の道徳の言語では、クローニングやデザイナー・チルドレンや遺伝子操作が提起するきわめて困難な問題に取り組むには、不十分である。（中略）われわれがエンハンスメントの倫理に取り組むには、現代世界ではほとんど見失われてしまった問題、すなわち、自然の道徳的地位や、所与の世界に向き合うさいの人間の適切な姿勢にかんする問題へと、立ち返る必要がある」（第一章）。

もっとも、このように科学技術と人間存在との関係を哲学的、あるいは宗教的とすら感じられる視点から見つめ直し、エンハンスメントに対してより根源的な批判を加えようとする試みは、決してサンデルの専売特許ではない。すでに本書の刊行以前にも、レオン・カス[3]、フランシス・フクヤマ[4]、ユルゲン・ハーバーマスといった名立たる哲学者・思想家たちが同種の課題に挑み、それぞれにエンハンスメント批判を試みてきた経緯がある。しかし、このうちフクヤマは、バイオテクノロジーを用いたエンハンスメントによって脅かされる「人間本性X」なるものが存在すると断定するだけで、残念ながらエンハンスメントがもたらす脅威の内実を十分に分節化するまでには至っていない（そのせいか、本書の中でもフクヤマに対する言及は取り立てて存在しない）。また、ハーバーマスによるデザイナー・ベビー批判についてサンデルは、それが相変わらず平等といったリベラルな概念に依拠することから基本的には失敗に終わっている、と査定する（第四章）。ならば、カスについてはどうだろうか。そもそもカスは、サンデルが委員を務めた当時の米国大統領生命倫理評議会の議長であり、エンハンスメントの問題をめぐってともに議論を重ね、その結果として提出された報告書『治療を超えて』にともに名を連ねる、言

わば同僚の関係にある。そのカスのエンハンスメント批判についてサンデルは、どのような評価を与えているのだろうか。

本書の中でサンデルは、興味深いことに、この『治療を超えて』と一線を画する形で自らのエンハンスメント批判を構築している。サンデルによれば、『治療を超えて』の中では、エンハンスメントや遺伝子操作の脅威にさらされているのは人間の行為主体性であると考えられており、「エンハンスメントや遺伝子操作の主要な問題点とは、それらが努力を台無しにして人間らしい行為主体性を蝕んでしまうこと」（第二章）だと考えられていた。一方、サンデルは、必ずしもこの意見には与しない。むしろ、「それよりもいっそう深刻な危険性は、それらが一種の超行為主体性（hyperagency）、すなわち、人間本性も含めた自然を作り直し、われわれの用途に役立て、われわれの欲求を満たしたいという、プロメテウス的な熱望の現われとなっていることにある。問題となるのは機械論への漂着ではなく、支配への衝動である。そして、支配への衝動が見失っており、破壊すらしかねないのは、人間らしい能力や達成に備わっている被贈与的性格への理解である」（第二章）。

サンデルの見立てによれば、エンハンスメントが問題であるのは、それによって人間の行為主体性が損なわれてしまうからではなく、むしろその逆である。エンハンスメントは、「人間本性も含めた自然を作り直し、われわれの用途に役立て、われわれの欲求を満たしたい」というわれわれの「プロメテウス的な熱望」、「支配への衝動」に捌け口を与えており、またその結果として、われわれの「生の被贈与性の感覚が失われ、「被贈与性の倫理」が破壊されてしまう。つまり、「われわれが自らの才能や能力の発達・行使のためにどれだけ労力を払ったとしても、それらは完全にはわれわれ自身のおこないに由来し

168

てもいなければ、完全にわれわれ自身のものですらない」(第二章) というわれわれの態度、世界観が損なわれてしまうのである。「もし「自ら創り出す人間」(self-made man) という神話が生物工学によって現実化したとすれば、われわれの才能とは感謝すべき贈られものではなく、自らに責任のある偉業にほかならない、とわれわれは考えるようになる」(第五章) のであり、エンハンスメントはわれわれ人間の行為主体性を損なうというよりも、超行為主体性へとわれわれを駆り立てる。このようなプロメテウス的熱望や支配への衝動の過剰を抑止し、「贈られものとしての生」という洞察を保護しなければならない——それが本書におけるサンデルの主張の要諦であり、カスやハーバーマスらの議論と比べて本書を際立たせている点であろう。

確かに、本書第二章・第三章で詳しく展開されているように、エンハンスメントがスポーツや子育てにどのような脅威を及ぼし、それらの実践をどのように変質させるおそれがあるかを考えてみたとき、上のサンデルの主張には得心が行くように思われる。例えば、われわれがスポーツ選手の優秀さ、卓越性を称讃するとき、そこで称讃されているのはひたすらな能力の向上というよりは、「自然な」「人間らしい」能力の発揮であり、能力向上のためならばどんな手段の利用も許されているようなゲーム——言わば、サイボーグ選手どうしが競い合うゲーム——のことを、もはやわれわれは「スポーツ」とは考えなくなるだろう (第二章)。また、親には子どもが卓越するよう支援する義務があるのはそのとおりだが、それがどんな手段を用いてもひたすら子どものパフォーマンスを高めようとする過干渉にまで至るならば、親の子どもに対する「受容の愛」が失われてしまうというのも、おそらく多くの人々にとっては容易に首肯しうる見解であろう (第三章)。

他方、エンハンスメントに対してさほど批判的でない人々や、人間のエンハンスメントの可能性に対して脅威よりもむしろ魅力を感じている人々の目には、このサンデルのエンハンスメント批判はどのように映るだろうか。例えば、新遺伝学・新優生学のことを、人間の自由を拡大するもの、万物の要としての人間の栄光を回復するものと捉えていた分子生物学者シンスハイマー（第五章参照）などであれば、次のような反論を提起するのかもしれない。すなわち、エンハンスメントの追求によってわれわれの「贈られものとしての生」の感覚が損なわれ、「被贈与性の倫理」が破壊されるといっても、所詮それは、おそらくはサンデル自身の哲学的・宗教的信念を反映したひとつの世界観にすぎない。とすれば、どうしてわれわれもまた同じ世界観を共有し、「プロメテウス的な熱望」や「支配への衝動」の放埓（ほうらつ）をともに危惧しなければならないのか。どうしてわれわれは、スポーツがサイボーグ選手どうしの見世物にまで変化したり、子育ての中で親の受容の愛が失われたりすることを嘆かわしく思わなければならないのか。サンデル個人がそのような危惧を抱くのは勝手だが、だからといって、同じ世界観を共有しない人々にまでそれを強要するのはどうだろうか、と。

本書が従来のエンハンスメント批判と比べて優れているのは、エンハンスメント擁護者からのこのような可能的反論に対しても、実に目配せが行き届いている点であろう。例えば、所詮サンデルのエンハンスメント批判は特定の哲学的・宗教的信念の反映であり、誰もが共有できるものではないという反論に対して、サンデルは次のような回答を与えている。確かに「贈られものとしての生」という観念は宗教的な響きを持ち、また実際に特定の宗教の中に見出される発想かもしれないが、だからといってそうした特定の宗教を信奉する人々にしか受け入れられないものではない。実際、われわれはスポーツ選手

170

や音楽家の「天賦の才＝贈られもの」について語ることがあるが、そこではこの才能が神に由来しているのだという想定は必ずしも必要とされない。さらに言えば、「贈られものとしての生」という考えは、ロックやカント、ハーバーマスといったリベラリズムを代表する思想家たちが個人の自由を主張するさいにも、一貫して受け入れられているものである。つまり、元来リベラルが主張する自由とは決してどこまでも放埓な自由ではなく、こうした「贈られものとしての生」の発想によって基礎づけられ、またそうした発想によって制約された自由なのである。

また、エンハンスメントの追求によってわれわれの「生の被贈与性」の感覚が失われ、「被贈与性の倫理」が破壊されるからといって、どうしてわれわれはそれを思い悩む必要があるのかという反論に対してもサンデルは非常に興味深い回答を提示している。それは、もしわれわれの生の被贈与性の感覚や理解が失われていくならば、「われわれの道徳の輪郭を形作っている三つの主要な特徴、すなわち、謙虚、責任、連帯に、変容がもたらされる」（第五章）というものである。われわれがひたすら自らや子どものエンハンスメントに躍起になり、生の被贈与性の感覚を見失うようになると、同時にわれわれは「所与の事柄や不測の事態を甘んじて受け入れる謙虚さ、「招かれざるものへの寛大さ」をも見失っていく。しかし、本来そうした謙虚さや寛大さは、例えば子どもがどのような身体的特徴を持ち、どのような能力を発揮することになるかを親がコントロールしようとするといった、強力な「支配への衝動」を抑制していたはずのものである。そのため、もしわれわれがこのようにして招かれざるものへの謙虚さや寛大さを見失うようになると、ありとあらゆる事柄が親や自らによる支配やコントロールの対象とされていき、偶然に委ねられるべき事柄は徐々に少なくなっていく。その結果として、われわれは、例えば子ど

171

もの先天的な疾患や障害はおろか、子どもが将来どのような人間になり、どのような能力を発揮することになるかに至るまでの、あらゆる事柄に対して責任を有することになり、ありとあらゆる事柄が個人の責任のもとで解決されるべき問題とされてしまう。しかし、このように個人の責任の範囲が拡大し、ありとあらゆる事柄が本人や親のせいにされると、社会の連帯的側面すら破壊されてしまう危険性がある。というのも、サンデルによれば、そもそも社会連帯の制度は、人間の本来的な脆弱性や予測不可能性を基盤として成立するものだからである。

これは、リベラルな立場からエンハンスメントを擁護する人々にとっては、とりわけ耳の痛い話であろう。そもそもロールズやドゥウォーキンに代表される現代リベラリズムは、個人の諸々の基本的自由の保障を目指す一方で、諸個人間の不公正な社会経済的不平等については是正されなければならないという、平等主義的な側面も有している。そして、このリベラルの平等主義的志向を支えているのが、いわゆる「運平等主義」(luck egalitarianism) の見解である。すなわち、人々がたまたま生まれ落ちた社会階層の低さや、偶然授かった遺伝的才能の低さなど、自分自身に落ち度もなければ自分自身の選択の結果でもなく人々に降りかかる偶然的な要因によって境遇が悪くなることは悪であり、そうした不運が人々の生に対して与える影響は、可能なかぎり是正・補償されなければならない。しかし、バイオテクノロジーによるエンハンスメントの進展は、人間の本来的な脆弱性や予測不可能性を背景として成り立つこの運平等主義の見解を瓦解させ、高齢者や障害者、貧困者等の社会的弱者を支援する福祉制度の成立基盤を掘り崩してしまうかもしれないのである。

訳者解題

さて、以上のようにしてサンデルは、エンハンスメントがわれわれ人間にもたらす本当の脅威の内実を解き明かしている。具体的な事例をふんだんに織り交ぜつつ展開されるその論旨には、つい魅了されてしまう人も多いことだろう。しかし、そもそも本書の議論は、現実社会でのエンハンスメント政策にかんして、どのような実践的含意をもたらしてくれるのだろうか。例えば、サンデルの議論に従えば、どのようなエンハンスメントであれば規制されるべきであり、どのようなエンハンスメントであれば許容されるということになるのだろうか。

上述のとおり、本書の中でサンデルは、基本的にはエンハンスメントに対して批判的な議論を展開している。しかし、だからといって、必ずしもすべてのエンハンスメントが否定されるべきだとは考えていない。例えば、スポーツにおける用具の改良や薬物・サプリメントの利用、栄養管理や練習方法の改善などはいずれも一種のエンハンスメントに該当するが、サンデルは決してそれらのすべてを否定しているわけではない（第二章）。にもかかわらず、サンデルは、どのようなバイオテクノロジーであれば「支配への衝動」の現われに該当し、どのようなバイオテクノロジーの使用であればそれには該当しないのかを区分するような、明確な基準を提示するまでには至っていない[6]。となれば、結局のところ本書の議論は、人間の飽くなき支配への衝動が新たなバイオテクノロジーの力を媒介として暴走を始めていることへの文明論的な警句の提出という以上に、何ら積極的な意味や実践的な含意を持ってはいないと言えるだろうか。

確かに、本書の中では、そうした実践的に有用な基準が提示されているわけではない。しかし、他方でそれは、必ずしもサンデルの議論の致命的な欠陥にはならないのではないかと思われる。例えば、サ

ンデルは、スポーツの場面でのエンハンスメントの倫理的な評価にかんして、「エンハンスメントの倫理をめぐる議論は、当該のスポーツの目的や要点をめぐる議論、どのような徳がゲームに関連するかをめぐる議論にならざるをえない」(第二章)と述べている。だが、スポーツの目的や要点とは何か、問題のエンハンスメントはその目的に合致しているかどうかといった議論は、常にさまざまな別個の解釈を許容するような、高度に解釈的な営みとならざるをえないだろう。また、もしこのようなサンデルの見解が正しいとすれば、同じエンハンスメントにかんして倫理的な評価を下す場合でも、ある文脈での利用にかんして用いられた判断基準を、別の文脈での利用にそのまま適用することはできなくなるだろう。例えば、スポーツという文脈でのエリスロポイエチンの利用にかんして倫理的な評価を下すためには、上記のように、スポーツの目的に照らしてその利用を判断することになるが、同じ薬物を貧血の治療という医療の文脈で利用する場面では、スポーツとは別の医療という社会実践の目的──「医療の要点は健康の増進や疾病の治療にある」(第三章)──に照らした判断が必要とされるのである。

そして、このようなサンデルの見解は、現在の生命倫理学の議論の中でしばしば見失われがちな、重要な洞察を示唆しているように思われる。それは、われわれがさまざまなエンハンスメント手段を利用するその背景にはさまざまな社会的・制度的文脈が存在するのであり、それらさまざまなエンハンスメントの利用は、それらさまざまな文脈の中で別個に意味づけられ、別個の評価を要請しているという洞察である。従来のエンハンスメント批判者たちは、人間本性や所与性や自然さといった深遠な概念に訴えることで、あらゆるバイオテクノロジーによるエンハンスメントを一律に説明するための包括的な倫理的枠組を構築しようと試みてきた。しかし、そうした試みは、悪しきエンハンスメ

174

訳者解題

トとそうでないエンハンスメント、治療とエンハンスメント等の区別の説明に失敗し、不整合に陥ってしまう。他方で、エンハンスメントの擁護者たちは、そうした区別の不可能性を楯としてエンハンスメントには何ら問題が見出されないと主張してきた。しかし、もしかするとこれら両者は、ともに同じ視野狭窄に陥っているのかもしれない。すなわち、これら両者は、さまざまな場面で、さまざまな目的のもとで利用される、さまざまなエンハンスメントの善し悪しをあたかも一律に評価することができるかのように思い込み、そうした評価を可能にする単一の包括的な基準を追求するあまり、人間の生の領域の道徳的多様性やエンハンスメントの道徳的多様性に対する顧慮を欠いているのかもしれないのである。

もっとも、サンデル自身は、本書の中でこのような主張を明確に展開してはいない。しかし、エンハンスメントによって危機にさらされているのは「重要な社会実践の中に体現されている、人間らしい善の命運にかんする事柄」であるとサンデルが主張し、「そこで危機にさらされているのは、子育ての場面であれば、無条件の愛や招かれざるものへの寛大さといった規範であり、スポーツや芸術の場面では、生来の才能や天賦の才に対する祝福であり、さらには特権にさいしての謙虚さ、幸運から収穫された果実を諸々の社会連帯の制度を通じて分け合おうとする意志などである」(第五章)と述べるとき、そこには上記のような、「エンハンスメントの道徳的多様性」とも言うべき主張が含意されているように思われるのである。
(7)

確かに、さまざまな社会実践の中にそうした「人間らしい善」を見出したり、当該の実践の中で用いられるエンハンスメントの善し悪しをそれに照らして評価したりするという解釈的な営みは、決して容易な解決を導くものではないだろう。しかし、もしわれわれが、容易な合意形成の困難な問題だから、

175

政策決定に直結しないからといった理由でこの探究を忌避しようとするならば、われわれ人間の豊かな生を構成するさまざまな社会実践やその中に潜在するさまざまな「人間らしい善」を瓦解させてしまうのみならず、そうした善を見出そうとするわれわれの眼差しをも喪失させ、生命倫理の議論を実に平板なものへと化してしまうかもしれない。その意味で、エンハンスメントの問題はたんに人間らしい善を危機にさらしているにとどまらず、生命倫理の議論における哲学的探究――人間らしい善をめぐる探究――の命運をも左右しているとすら言えるのではなかろうか。

もし、現在の生命倫理学の議論の中での本書の意義とは何かと問われるならば、わたしならばこう答えたい。確かに本書の議論は、バイオテクノロジーのどのような利用であればよくて、どのような利用であれば悪いのかという問いに答えを与えてくれるわけではない。しかし、むしろそれは、われわれがエンハンスメントの問題や生命倫理の問題一般に立ち向かうさいの姿勢や眼差しのあり方を問い質しているのであり、そこにこそ、今日われわれがこの本を読む理由があるのだ、と。

(1) Eric T. Juengst, "What Does Enhancement Mean?" in Erik Parens, ed., Enhancing Human Traits : Ethical and Social Implications (Washington D.C.: Georgetown University Press, 1998), pp. 29-47, p. 29.

(2) 加藤尚武「エンハンスメントの倫理問題」上田昌文・渡部麻衣子編『エンハンスメント論争――身体・精神の増強と先端科学技術』(社会評論社、二〇〇八年)所収、一七七頁。

(3) Beyond Therapy : Biotechnology and the Pursuits of Happiness (Washington DC : U.S. President's Council of Bioethics, 2003). (レオン・カス編著『治療を超えて――バイオテクノロジーと幸福の追求』倉持武監

訳者解題

訳、青土社、二〇〇五年)。なお、本報告書は、公式には大統領生命倫理評議会の総意として提出されていることから、これをカスによる著作とみなすことは慎むべきかもしれない。とはいえ、本書にカス個人の見解が多分に反映されていることは、もはや衆目の一致するところであろう。

(4) Francis Fukuyama, *Our Posthuman Nature : Consequences of the Biotechnology and Revolution* (New York : Farrar, Straus and Giroux, 2002). (フランシス・フクヤマ『人間の終わり——バイオテクノロジーはなぜ危険か』鈴木淑美訳、ダイヤモンド社、二〇〇二年)。

(5) Jürgen Habermas, *Die Zukunft der menschlichen Natur : Auf dem Weg zu einer liberalen Eugenik?* (Frankfurt am Main : Suhrkamp Verlag, 2001). (ユルゲン・ハーバーマス『人間の将来とバイオエシックス』三島憲一訳、法政大学出版局、二〇〇四年)。

(6) 「被贈与性の倫理」がそうした明確な基準を提示するものでないことは、二〇〇二年十二月十二日の米国大統領生命倫理評議会の議論の中での、ギルバート・マイレンダー (Gilbert Meilaender) の質問に対するサンデルの回答にも明示されている。以下ウェブサイト参照: *http://bioethics.georgetown.edu/pcbe/transcripts/dec02/session4.html*. (二〇一〇年七月二十九日確認)。

(7) この「エンハンスメントの道徳的多様性」の主張をより詳細に展開する文献としては、以下が挙げられる。Thomas M. Murray, "Enhancement," in Bonnie Steinbock, ed., *The Oxford Handbook of Bioethics* (New York : Oxford University Press, 2007), pp. 491-515.

# 訳者あとがき

このあとがきを執筆している現在、巷では、NHK教育テレビ「ハーバード白熱教室」の大きな反響の余波を受けた、サンデル・ブームとも言うべき現象が起きている模様である。しかし、本書がそうしたブームに乗じた後追いと思われるのも癪に障る（？）ので、まずは本書が翻訳・刊行されるに至った経緯について、簡単に記しておきたい。

そもそも事の発端は、今から二年前の二〇〇八年夏、以前から訳者二人（伊吹・林）が実施していたエンハンスメント関連文献の輪読会の中で、本書を講読したことにまで遡る。卒業論文以降一貫してエンハンスメント問題の研究に従事してきた伊吹と、元来は現代の倫理学・政治哲学を専攻とし、ドーピング問題を中心としたスポーツ倫理学への関心からエンハンスメント問題に接近していた林にとって、本書はあの「政治哲学で有名な」サンデルの本ではあったにせよ、エンハンスメント問題関連で押さえておくべき文献のひとつにすぎなかった。その後、二〇〇九年春に林がナカニシヤ出版編集部津久井輝夫氏のお目にかかり、そのさいに本書をご紹介しておいたところ、ほどなくして津久井氏から翻訳のお誘いをいただいた。本書の原著は新書判程度の大きさで、一般的な学術書に比べてページあたりの単語数も極端に少ない。しかも、何よりわれわれ訳者二人には、輪読会時に作成した各章毎の内容要約や、重

178

訳者あとがき

要な箇所を抜き出した部分訳が手許にある。そうした事情が背中を押して、比較的軽い気持ちで翻訳を引き受けたのだが、今になって振り返ると、それは浅慮も甚だしいというものであった。

翻訳は、まず伊吹が下訳を作り、それに対して林が手を加え——場合によってはもとより訳し直し、そうして出来上がった草稿を二人で読み合わせ、さらに手を加えるという形で進められた。元来の計画では、テレビ放映開始のはるか以前に訳了する予定であったのだが、実際の作業は難航を極めた。原著を読んでくださいにはさほど気にも留めていなかったが、エンハンスメント、贈られもの／天賦の才、被贈与性など、とにかく訳語選択のレベルから自然な日本語に置き換えづらいところが多い。さらに、本書には韻を踏んだ表現が多用されており、その文体は一種独特のグルーヴ（？）すら感じさせる。翻訳に当たっては、日本語としての自然さを損なわない程度にそうした踏韻や文体も反映させようと悪あがきを試みたのだが、それがどの程度まで首尾よい成果を収めているのかは心許ない。しかも、ひとつだけどうしてもこらえきれずに、日本語にない表現を造語するまでに及んでいる（「形取りと見守り」molding and beholding）。読者諸賢の叱正を乞う次第である。

翻訳にさいしては、さまざまな方々のお世話になった。まず、東京大学大学院医学系研究科医療倫理学分野・健康増進科学分野のスタッフおよび大学院生諸氏。特に、赤林朗教授、児玉聡講師、藤田みさお助教からは数多くの貴重な助言をいただいた。また、大前（北口）景子氏、伊吹愛氏には全文を読んでいただいたうえで、数々の貴重な助言や改善案を提示していただいた。アメフト用語にかんしては、元東京大学運動会アメリカンフットボール部員の米倉佑貴氏にご教示いただいた。記して謝意を表したい。むろん、本書の誤りや不備にかんする一切の責任が訳者らにあることは言うまでもない。

最後に、若輩の訳者らに貴重な機会を与えて下さり、作業の滞りがちな訳者らを絶妙なタイミングで叱咤激励して本書を完成にまで導いて下さった、ナカニシヤ出版編集部津久井輝夫氏に最大の感謝を申し上げる。

二〇一〇年八月

　　　　　　　　　　　　　　　　林　　芳紀
　　　　　　　　　　　　　　　　伊吹友秀

事項索引

### ヤ 行

野球　baseball　　31, 40–41, 57–58, 141注(16)
優生学　eugenics　　53, 56, 89
　　親の過干渉と優生学　hyperparenting and eugenics　　66
　　ゴルトンと優生学　Galton and eugenics　　67–68, 103
　　支配のプロジェクトと優生学　project of mastery and eugenics
　　　103–104
　　自由市場優生学　free-market eugenics　　72–79
　　シンガポールの優生学　eugenics in Singapore　　73–75
　　ナチスドイツの優生学　eugenics in Nazi Germany　　71–72
　　米国の優生学　eugenics in United States　　68–72
　　リベラル優生学　liberal eugenics　　80–88
　　連帯と優生学　solidarity and eugenics　　96–97
「優良家族」コンテスト　"Fitter Families" contests　　69

### ラ・ワ 行

卵子　eggs
　　ヒトの卵子　human eggs　　11, 24, 76–77, 135
卵子提供者　egg donors　　5, 76–77, 113
リタリン　Ritalin　　63–65
『リタリン狂騒曲』(ディラー)　*Running on Ritalin*　　63
リベラル優生学　liberal eugenics　　80–88
レスリング　wrestling
　　スポーツとしてのレスリング　wrestling as sport　　41–42
レポジトリー・フォー・ジャーミナル・チョイス　Repository for Germinal Choice　　77
連帯　solidarity
　　被贈与性と連帯　giftedness and solidarity　　90, 94–97, 100
連邦議会　U.S. Congress　　95, 107, 110, 127
連邦最高裁　U.S. Supreme Court　　47–48, 70–71
聾　deafness　　3–6, 51–52
『わが闘争』(ヒトラー)　*Mein Kampf*　　71

不妊　infertility　　5, 25-26, 114
不妊クリニック　fertility clinics　　112-114, 116-117, 128, 135
　不妊クリニックに保管された「予備」胚　"spare" embryos in fertility clinics　　130
　マイクロソート法と不妊クリニック　MicroSort process and fertility clinics　　25-26
フローサイトメーター　flow cytometer　　25
ブロードウェイ・ミュージカル　Broadway musicals　　44-45
米国　United States
　米国でのクローン技術利用　cloning in United States　　110
　米国の不妊クリニック　fertility clinics in United States　　116
　米国の優生学　eugenics in United States　　68-72
米国独立教育コンサルタント協会　Independent Educational Consultants Association　　60
ベータ遮断剤　beta-blockers　　43
ペット　pets
　ペットのクローニング　cloning of pets　　6-7
ヘッドスタート計画　Head Start　　63
ベビー・ブーム世代　baby boomers　　17, 59
保育園　nursery school　　61-62
保険　insurance　　94-95, 97
『炎のランナー』(映画)　*Chariots of Fire*　　42-43, 46
ホルモン療法　hormone treatments　　20, 37

　　マ　行

マイクロソート法　MicroSort process　　25-26
マウス　(laboratory) mice　　13, 16-17
招かれざるもの　unbidden
　招かれざるものへの寛大さ　openness to the unbidden　　50-51, 90-91
マラソンランナー　marathon runners　　34-36, 42
見世物　spectacle
　見世物としてのスポーツ　sports as spectacle　　15, 39-41
　見世物としての舞台芸術　performing arts as spectacle　　44-46
目的　telos (purpose)
　医療の目的　telos of medicine　　51-52
　スポーツの目的　telos of sport　　42-43, 47

事項索引

認知症　dementia　　17
猫　cats
　　クローン猫　cloned cats　　6-7
能力主義　meritocracy　　32, 96-97

　　　　ハ　行

胚　embryos→「胚盤胞」も参照
　　クローン胚 対 自然な「予備」胚　clones versus natural "spares"　　109-117
　　生殖細胞系列への遺伝子介入と胚　germline genetic intervention and embryos　　11
　　胚の選別　screening of embryos　　24-25, 84
　　胚の道徳的地位　moral status of embryos　　117-135
　　胚の破壊　destruction of embryos　　127, 129, 132
　　胚由来の幹細胞　stem cells from embryos　　107, 111
バイオテクノロジー　biotechnology　　6, 12, 17, 23, 33, 89
胚盤胞　blastocyst　　108, 119, 121-122, 125, 134→「胚」も参照
バスケットボール　basketball　　21, 32, 41, 76, 92
バック対ベル　*Buck v. Bell*　　70-71
パフォーマンス向上　performance enhancement
　　音楽のパフォーマンス向上　performance enhancement in music　　43-45
　　スポーツのパフォーマンス向上　in sports　　31, 33-40, 43
　　ハイテクとローテク　high and low tech　　33-40
被贈与性　giftedness　　29-33, 49
　　神聖さと被贈与性　sanctity and giftedness　　97-100
　　人間の尊厳と被贈与性　human dignity and giftedness　　89-97
　　優生学と被贈与性　eugenics and giftedness　　87-88
ヒト成長ホルモン　human growth hormone　　19-21, 39, 46, 54
平等　equality
　　リベラルな平等の原則　liberal principle of equality　　85-86
美容内科　cosmetic endocrinology　　21
ブッシュ（ジョージ・W・ブッシュ）政権　Bush (George W.) administration
　　幹細胞政策　stem cell policy　　108-109, 112, 126-128
　　ブッシュ政権と就学前テスト　Bush administration and preschool testing　　63

73–75
知能　intelligence　　5, 11, 55
　知能指数（IQ）　intelligence quotient　　24, 27, 83, 104
　統一知能テスト　standardized tests of intelligence　　63
　優生学と知能　eugenics and intelligence　　69
着床前遺伝子診断（PGD）　preimplantation genetic diagnosis　　24–25, 76, 93
注意欠陥・多動性障害（ADHD）　attention deficit and hyperactivity disorder　　63–64
中国　China
　中国の男女比　sex ratios in China　　26
中絶　abortion　　23–25, 75–76, 93, 131
低酸素装置　hypoxic devices　　37
「デザイナー・チルドレン」（子どもの設計）　"designer children"　　9, 12, 79, 85, 105
哲学者　philosophers　　12, 80, 84–87, 99, 124
ドイツ　Germany　　71–72, 84, 116
道徳　morality
　遺伝子操作と道徳　genetic engineering and morality　　12
　遺伝上の予測不可能性と道徳　genetic unpredictability and morality　　5–6
　エンハンスメントの道徳　morality of enhancements　　18–19, 27
　幹細胞研究と道徳　stem cell research and morality　　109–110, 118–135
　クローン技術と道徳　cloning and morality　　8–9
　正義にかなった社会と道徳　just society and morality　　84–85
　性選択と道徳　sex selection and morality　　24–25
　責任と道徳　responsibility and morality　　93
　設計による障害と道徳　disability by design　　3–4
　不可譲の権利と道徳　inalienable rights and morality　　99–100
ドリー（クローン羊）　Dolly　　8–9

　　ナ　行

ナショナル・フットボール・リーグ（NFL）　National Football League　　38–39
ナチスドイツ　Nazi Germany　　71–72
二分脊椎　spina bifida　　23

事項索引

精子バンク　sperm banks　77-79
生殖質　germ plasm　78-79
性選択　sex selection　8, 22-27, 53, 91
性的指向　sexual orientation　27, 75-76
生物工学　bioengineering　9, 66→「遺伝子操作」も参照
　子育てと生物工学　parenting and bioengineering　49
　消費者の選択肢としての生物工学　bioengineering as consumer's choice　13
　身長アップ　height enhancement　19-22
　性選択　sex selection　22-26
　「自ら創り出す人間」という神話と生物工学　"self-made man" myth and bioengineering　91
生命倫理学　bioethics　52, 80-81
製薬業界　pharmaceuticals industry　17-18, 20
世界アンチ・ドーピング機構　World Anti-Doping Agency　37, 140注(6)
責任　responsibility
　被贈与性と責任　giftedness and responsibility　90-94, 100
接合子／受精卵　zygotes　122, 134, 154-155注(13)
選択　choice　13, 72, 75, 77, 93, 103
ソリテス・パラドクス　sorites paradox　124
尊厳　dignity
　人間の尊厳　human dignity　27, 118, 120
尊重　respect
　尊重の担保　warrant for respect　132-135

## タ　行

体外受精(IVF)　in vitro fertilization　23, 113-115, 117
　自然妊娠と胚の喪失　natural pregnancy and embryo loss　130-132, 155注(18)
　「予備」胚と体外受精　"spare" embryos and IVF　129-130
大学生　college students　58-61
ダウン症　Down syndrome　23, 93
タルムード　Talmud　22
断種　sterilization
　強制断種　forced sterilization　56, 70-72, 81
　自由市場的な断種推進法　free-market incentives for sterilization

リベラル優生学と自律　liberal eugenics and autonomy　　80, 85–88
人格(性)　personhood　　122–125, 132
神学／神学者　theology and theologians　　12, 50, 84
シンガポール　Singapore　　73–75
人工高地トレーニング　artificial altitude training　　35–38
人種差別主義　racism　　68
神聖さ　sanctity (sacredness)　　98–99
診断書ショッピング　diagnosis shopping　　59–60
身長アップ　height enhancement　　19–22, 27, 54
崇敬　reverence　　89, 98–99, 106, 134
ステロイド　steroids　　14, 28, 65
　　ステロイドの禁止　banning of steroids　　39
　　スポーツ選手の体重増加とステロイド　weight gain in athletes and steroids　　38–39
スポーツ　sports
　　遺伝子改変されたスポーツ選手　genetically altered athletes　　14–16
　　親の過干渉とスポーツ　hyperparenting and sports　　56–58
　　強化バージョン／非強化バージョンの競技会　enhanced and unenhanced competitions　　45–46
　　ゲームの本質の堕落　corruption of game's essence　　40–42
　　スカリアのスポーツ観　Scalia's view of sports　　47–48
　　スポーツにおける努力 対 天賦の才　effort versus gift in sports　　29–33
　　スポーツにおけるパフォーマンス向上　performance enhancement in sports　　33–40, 92–93
　　見世物への格下げ　degeneration into spectacle　　15, 39–41, 48
スポーツ選手　athletes　　11, 92
　　筋肉増強とスポーツ選手　muscle enhancement and athletes　　13–16
　　スポーツ選手の栄養管理法　dietary practices of athletes　　38–39
　　努力 対 天賦の才　effort versus gift　　29–33
　　被贈与性とスポーツ選手　giftedness and athletes　　98
正義　justice　　81–82
『正義論』(ロールズ)　*A Theory of Justice*　　81
精子　sperm　　11, 25
　　精子提供者　donors of sperm　　79, 113
　　精子売買　market in sperm　　76, 79, 135
政治　politics　　8, 12, 107–111, 126

事 項 索 引

　　自然の神聖さ　sanctity of nature　　98-99
　　自然の道徳的地位　moral status of nature　　12
　　自由と自然　freedom and nature　　86-87
　　人間本性の再設計　reengineering of nature　　8
　　人間本性の操作　manipulation of nature　　8
　　優生学と自然　eugenics and nature　　67-68
疾患／疾病　disease　　11, 51-52, 105
　　幹細胞研究と疾病　stem cell research and disease　　107, 114-115, 134
　　疾患を理由とした胚の選別　embryos screened for disease　　25
　　疾病の予防　prevention of disease　　8
支配　mastery　　100-101, 151注（7）
　　制御と支配　control and mastery　　50, 90, 93
　　生誕の神秘と支配　mystery of birth and mastery　　87-88
　　統御と支配　dominion and mastery　　51, 66, 88
　　被贈与性と支配　giftedness and mastery　　30, 106
　　プロメテウス的な支配のプロジェクト　Promethean project of mastery　　30, 51, 94, 103-105
自由　freedom　　27, 88, 102, 149注（37）
　　行為主体性の侵蝕と自由　erosion of agency and freedom　　29
　　正義にかなった社会と自由　just society and freedom　　77
　　生の原初の偶然性と自由　contingent beginning of life and freedom　　86-87, 99-100
　　プロメテウス的支配と自由　Promethean mastery and freedom　　105
宗教　religion　　84, 90, 97-98, 100
　　幹細胞研究と宗教　stem cell research and religion　　119
　　胚の人格性と宗教　personhood of embryos and religion　　131
自由市場優生学　free-market eugenics　　72-79
障害　disability　　3-4, 60, 93
障害を持つアメリカ人法　Americans with Disabilities Act　　47
ショウジョウバエ　fruit flies　　16
消費者主権　consumerism　　13, 59, 76, 79
食品医薬局（FDA）　Food and Drug Administration　　20
自律　autonomy　　11-12, 50, 101
　　子どもの自律の権利　children's right to autonomy　　9, 80, 83-85, 87-88

権利　rights
　　個人の権利　individual rights　　12, 99–101
行為主体性　agency
　　人間の行為主体性　human agency　　29
公平(性)　fairness　　12, 14–16, 22
高齢　old age　　13, 16–17, 95
国際オリンピック委員会(IOC)　International Olympic Committee　　14, 36–37
個人主義　individualism
　　倫理的個人主義　ethical individualism　　81, 84
子ども　children
　　親の支配への衝動と子ども　parents' drive to mastery and children　　50–62
　　子どもへの薬物処方　drugs prescribed to children　　63–65
　　子どもの遺伝子操作　genetic engineering of children　　8
　　子どもの身長アップ　height enhancements for children　　19–22
　　自律の権利　right to autonomy　　9–10, 80, 87–88
　　「デザイナー・チルドレン」(子どもの設計)　"designer children"　　9, 12, 79, 85, 105
　　パフォーマンスへの圧力と子ども　pressure to perform and children　　62–66
　　リベラル優生学と子ども　liberal eugenics and children　　82–84, 87
子ども版アイヴィー・リーグ　Baby Ivies　　61

　　　サ　行

才能　talents
　　自然な才能　natural talents　　32, 41, 48
細胞　cells
　　体細胞(非生殖細胞)　somatic cells　　10
SAT対策講習　SAT prep courses　　55, 59
ジェネティクス＆IVF研究所　Genetics & IVF Institute　　25–26
ジェネティック・セイヴィングス＆クローン　Genetic Savings & Clone　　6
自然／(人間)本性　nature
　　遺伝上のめぐり合わせと人間本性　genetic lottery and nature　　104–105
　　医療と自然　medicine and nature　　51, 106–107

事項索引

幹細胞研究　stem cell research
　幹細胞研究をめぐる道徳的問題　moral questions concerning stem cell research　107-110, 118-135
　クローン胚 対「予備」胚　cloned versus "spare" embryos　109-117, 154-155注(13)
　退行性疾患と幹細胞研究　degenerative diseases and stem cell research　107
　ブッシュ政権の幹細胞研究政策　Bush administration policy of stem cell research　108-109, 112, 126-128
記憶　memory　8, 16-19, 27
技術／テクノロジー　technology　42, 45-46, 48→「バイオテクノロジー」も参照
　技術の道具化傾向　instrumentalizing tendencies of technology　134
　子育てとテクノロジー　parenting and technology　52, 55, 83-84
気分　moods　8, 11
筋肉　muscles
　筋肉増強　enhancement of muscles　13-16, 27
偶然(性)　chance　91-94, 97
薬(物)　drugs
　記憶鈍麻薬　memory-suppressing drugs　18
　興奮剤　stimulants　63-65, 92
　認知能力強化薬物　cognitive enhancers　17
　パフォーマンス向上薬物　performance-enhancing drugs　14, 31, 35, 39, 92, 94
　ベータ遮断剤　beta-blockers　43
「クロノート」　"clonotes"　122, 154-155注(13)
クローン／クローニング／クローン技術利用　cloning　8-9, 12, 27, 134
　幹細胞研究目的のクローン技術利用　cloning for stem sell research　109-117, 122-123
　人間のクローニング　cloning for reproduction　8-10
　ヒトのクローニング　cloning of humans　7-9, 72, 76
　ペットのクローニング　cloning of pets　6-7
ゲノム　genome　80, 105
謙虚さ　humility
　被贈与性と謙虚さ　giftedness and humility　90-91, 100
健康　health　51-53

選択とエンハンスメント　choice and enhancement　　75
　　人間の行為主体性とエンハンスメント　human agency and enhancement　　29
　　パフォーマンス向上　performance-enhancement　　33–40, 43, 92–94
　　美容整形外科との比較　enhancement compared to cosmetic surgery　　11–12
オペラ歌唱　opera singing　　44
親／両親　parents
　　謙虚さと親　humility and parents　　90–91
　　子どもの自律の権利と親　child's right to autonomy and parents　　9, 50
　　子どもの身長アップと親　height enhancement of children and parents　　19–20, 22
　　子どもの性選択　sex selection of children　　22–23
　　子どものパフォーマンスへの圧力　pressure on children to perform　　62–66
　　支配への衝動と親　impulse to mastery and parents　　50–62, 86–87
　　設計による障害と親　disability by design and parents　　3–4
　　道徳的責任と親　moral responsibility and parents　　93–94
　　被贈与性の倫理と親　ethic of giftedness and parents　　49
　　変容の愛 対 受容の愛　transforming versus accepting love　　54
　　優生学と親　eugenics and parents　　83–84, 87
　　卵子提供者と親　egg donors and parents　　5
親の過干渉　hyperparenting　　56–62
オリンピック　Olympics　　32
音楽　music　　43–45, 55
　　被贈与性と音楽　giftedness and music　　98
音響増幅システム　sound amplification systems　　44–45

　　　　カ　行

科学／理科　science　　12, 55, 58
『ガタカ』(映画)　*Gattaca*　　24, 91
学校　schools
　　学校での統一テスト　standardized tests in schools　　63
カーボンコピー(クローン猫)　Carbon Copy　　6
カリフォルニア・クライオバンク　California Cryobank　　78–79
加齢　aging process　　13, 16–17, 95

事項索引

　　支配のプロジェクトと遺伝子操作　project of mastery and genetic engineering　　105
　　自律と遺伝子操作　autonomy and genetic engineering　　9–10
　　生殖細胞系列の遺伝子操作　germline genetic engineering　　10–11
　　選択と遺伝子操作　choice and genetic engineering　　75, 96–97
　　人間の自由と遺伝子操作　human freedom and genetic engineering　　28
　　パフォーマンスに対する圧力と遺伝子操作　pressure to perform and genetic engineering　　65
　　優生学と遺伝子操作　eugenics and genetic engineering　　72, 83–84
遺伝子治療　gene therapy　　10, 13–15, 37
遺伝上のめぐり合わせ　genetic lottery　　6, 10, 82, 95–96, 104
犬　dogs
　　クローン犬　cloned dogs　　7
イーライリリー社　Eli Lilly company　　20
医療／医学　medicine　　51–52, 58, 106
インド　India
　　インドの女児堕胎　abortion of female fetuses in India　　23, 26
嬰児殺し　infanticide　　25, 126–127, 130–131
エリスロポイエチン（EPO）　erythropoietin　　36–37
エンハンスメント　enhancement
　　エンハンスメントに対する道徳的反論　moral objection to enhancement　　50
　　エンハンスメント批判者と擁護者　critics and defenders of enhancement　　56, 72, 83
　　音楽におけるエンハンスメント　enhancement in music　　43–45
　　記憶力強化　enhancement of memory　　16–19
　　帰結主義とエンハンスメント　consequentialism and enhancement　　97, 100–102
　　筋肉増強　enhancement of muscles　　13–16
　　軍拡競争としてのエンハンスメント　enhancement as arms race　　21–22, 53
　　社会連帯とエンハンスメント　social solidarity and enhancement　　94–97
　　神聖さとエンハンスメント　sanctity and enhancement　　97–100
　　身長アップ　enhancement of height　　19–22
　　スポーツとエンハンスメント　sports and enhancement　　28

### ラ・ワ 行

リー・クアンユー　Lee Kuan Yew　　73
ルイス，ロージー　Ruiz, Rosie　　34
ルーズベルト，セオドア　Roosevelt, Theodore　　69
ルソー，ジャン゠ジャック　Rousseau, Jean-Jacques　　149注(37)
ローズ，ピート　Rose, Pete　　31
ロスマン，キャピー　Rothman, Cappy　　78-79
ロック，ジョン　Locke, John　　99
ロックフェラー(二世)，ジョン・D　Rockefeller, John D., Jr.　　69
ロバーツ，セレーナ　Roberts, Selena　　38
ロムニー(州知事)，ミット　Romney, Gov. Mitt　　112-114
ロールズ，ジョン　Rawls, John　　81-82, 84
ワトソン，ジェイムズ　Watson, James　　75-76

## 事 項 索 引

### ア 行

アイヴィワイズ　IvyWise　　61
アデラール　adderall　　64-65
アメフト選手　football players　　38-39
アメリカ優生協会　American Eugenics Society　　69
アルツハイマー病　Alzheimer's disease　　17
ETS　Educational Testing Service　　60
遺伝子　genes　　10-11, 13, 37, 70, 95
「遺伝子改変の展望」(シンスハイマー)　"The Prospect of Designed Genetic Change"　　103
遺伝子操作　genetic engineering　　8, 48, 89, 101→「生物工学」も参照
　贈られものとしての生への崇敬と遺伝子操作　reverence for life as gift and genetic engineering　　134
　記憶力強化　memory enhancement　　16-19
　教育や訓練との比較　genetic engineering compared to education and training　　56, 83
　筋肉増強　muscle enhancement　　13-16

人名索引

シンスハイマー，ロバート・L　Sinsheimer, Robert L.　　103–104
スウィニー，H・リー　Sweeney, H. Lee　　13
スカリア(判事)，アントニン　Scalia, Justice Antonin　　47–48

### タ・ナ　行

ダーウィン，チャールズ　Darwin, Charles　　67, 104
ダヴェンポート，チャールズ・B　Davenport, Charles B.　　68–69
ダニエルズ，ノーマン　Daniels, Norman　　80–81
ディマジオ，ジョー　DiMaggio, Joe　　31
ディラー，ローレンス　Diller, Lawrence　　63
デュシェノー，シャロン　Duchesneau, Sharon　　3–4
ドゥウォーキン，ロナルド　Dworkin, Ronald　　81
トマジーニ，アンソニー　Tommasini, Anthony　　44–45
ノージック，ロバート　Nozick, Robert　　81

### ハ　行

バック，キャリー　Buck, Carrie　　70–71
バニスター，ロジャー　Bannister, Roger　　35
ハーバーマス，ユルゲン　Habermas, Jürgen　　84–87, 99–100
ハリマン(夫人)，E・H　Harriman, Mrs. E. H.　　69
ヒトラー，アドルフ　Hitler, Adolf　　71–72
ブキャナン，アレン　Buchanan, Allen　　80–81
ブッシュ，ジョージ・W　Bush, George W.　→事項索引「ブッシュ政権」参照
ブラウンバック(上院議員)，サム　Brownback, Sen. Sam　　111, 117
フリスト(上院議員)，ビル　Frist, Sen. Bill　　112–114
ブロック，ダン・W　Brock, Dan W.　　80–81
ホウムズ(判事)，オリバー・ウェンデル　Holmes, Justice Oliver Wendell　　70–71
ホーン，マリリン　Horne, Marilyn　　44

### マ　行

マッカロー，キャンディ　McCullough, Candy　　3–4
ミケリ，ライル　Micheli, Lyle　　58
メイ，ウィリアム・F　May, William F.　　50, 54–55

# 人名索引

### ア　行

アガー，ニコラス　Agar, Nicholas　　80
アナス，ジョージ　Annas, George　　128
アリストテレス　Aristotle　　22
アーレント，ハンナ　Arendt, Hannah　　87
ウィクラー，ダニエル　Wikler, Daniel　　80–81
ウィリアムズ，ヴィーナス　Williams, Venus　　57
ウィリアムズ，セリーナ　Williams, Serena　　57
ウィリアムズ，リチャード　Williams, Richard　　57
ウッズ，アール　Woods, Earl　　57
ウッズ，タイガー　Woods, Tiger　　34–35, 57

### カ　行

カント，イマヌエル　Kant, Immanuel　　99–100, 120, 133
ギブソン，アーロン　Gibson, Aaron　　38
クラウトハンマー，チャールズ　Krauthammaer, Charles　　115
グラハム，ロバート　Graham, Robert　　78
グラブマン，ジャック　Grubman, Jack　　61–62
クリック，フランシス　Crick, Francis　　75
グンブレヒト，ハンス・ウルリッヒ　Gumbrecht, Hans Ulrich　　141注（16）
コーエン，キャサリン　Cohen, Katherine　　61
コペルニクス，ニコラウス　Copernicus, Nicolaus　　104
ゴルトン（卿），フランシス　Galton, Sir Francis　　67–68, 103

### サ　行

サヴァレスキュ，ジュリアン　Savulescu, Julian　　52
サンガー，マーガレット　Sanger, Margaret　　69
シャピロ，ジュディス・R　Shapiro, Judith R.　　59
ジョーダン，マイケル　Jordan, Michael　　32, 41
ジョーンズ，マリリー　Jones, Marilee　　59

■訳者紹介

林　芳紀（はやし・よしのり）
　1974年生まれ。京都大学大学院文学研究科博士課程修了。倫理学専攻。東京大学大学院医学系研究科特任助教。『応用倫理学事典』〔共著〕（丸善，2008年），『入門・医療倫理Ⅱ』〔共著〕（勁草書房，2007年），M. スミス『道徳の中心問題』〔共訳〕（ナカニシヤ出版，2006年），他。

伊吹友秀（いぶき・ともひで）
　1981年生まれ。東京大学大学院医学系研究科博士課程単位修得済退学。医療倫理学専攻。東京大学大学院医学系研究科特任研究員。「エンハンスメント概念の分析とその含意」（『生命倫理』第17号，2007年），他。

完全な人間を目指さなくてもよい理由
—— 遺伝子操作とエンハンスメントの倫理 ——

2010年10月13日　　初版第1刷発行

訳　者　　林　　芳　紀
　　　　　伊　吹　友　秀

発行者　　中　西　健　夫

発行所　　株式会社　ナカニシヤ出版
〒606-8161　京都市左京区一乗寺木ノ本町15
　　　　　　　TEL（075）723-0111
　　　　　　　FAX（075）723-0095
　　　　　http://www.nakanishiya.co.jp/

© Yoshinori HAYASHI 2010（代表）　　印刷・製本／シナノ書籍印刷
＊落丁本・乱丁本はお取り替え致します。
ISBN978-4-7795-0476-1　Printed in Japan

## 看護が直面する11のモラル・ジレンマ

小林亜津子

同僚のミスを告発すべきか、胎児の実験利用は認められるか、遺伝子改良は許されるか等、医療現場の難問に挑み、決断への道標を示す。読者が自ら考える力を身に付けられる看護倫理学への入門書。 二五二〇円

## 倫理空間への問い

馬渕浩二

現実を具体的に論じる応用倫理学の原点に返り、従来抜けていた問題を含む、安楽死、エンハンスメント、環境、世代、海外援助、戦争、資本主義、自由主義の八つの主題に挑む応用倫理学の真髄。 二八三五円

## 生命と情報の倫理
——『新スタートレック』に人間を学ぶ——

渡部明

人間と人工知能の差異、ネットワーク倫理、死刑問題など、名作SF『新スタートレック』のエピソードに込められた問題群を題材に、宇宙ですら続く人間への問いを考える、ユニークな倫理学入門。 二五二〇円

## 医療倫理の歴史
——バイオエシックスの源流と諸文化圏における展開——

A・R・ジョンセン/藤野昭宏・前田義郎訳

古代の諸文化に始まり現代のバイオエシックスに至る、医療倫理の形成過程を探究。西洋史に留まらず、中国・インドといった東洋圏での展開も押さえた、医療倫理を根本から考える上で必読の書。 三一五〇円

＊表示は二〇一〇年十月現在の税込み価格です。

## 第二章　陰陽を学び体質を変える

目次

- 笑顔の時間というすばらしい贈り物 ... 52
- 悩まないために「あきらめる」ことを覚える ... 50
- 悩まず自分を信じて思いのままに生きる ... 48
- 悩みを抱え込まずに手放す方法 ... 46
- 悩んで落ち込む自分を好きになる ... 44
- 悩まなくなるヒントを知って悩みを軽くする ... 42
- 種を蒔き自分の手で未来をつくる ... 40
- 悩みの原因はたった一つだけ ... 38
- 悩みの原因をつくっているのは、自分の役割の勘違い ... 36
- 悩みを一人で抱え込まない、解決の道筋 ... 34
- 悩んで落ち込むのにも、意味がある ... 32
- うまく悩むことで運命が変わる ... 30
- いまを楽しみ生きる力を引き出す習慣 ... 28
- 悩まず大きな愛に包まれ生きる方法 ... 26
- 華麗なる長寿一〇〇歳をめざす ... 24
- 悩んでもいいから笑顔を忘れず人生を楽しむ ... 22